オレムのセルフケアモデル
事例を用いた看護過程の展開

［第2版］

熊本大学大学院生命科学研究部精神看護学教授　宇佐美　しおり
名桜大学人間健康学部看護学科教授　鈴　木　啓　子　共著
前兵庫県立看護大学教授　Patricia Underwood

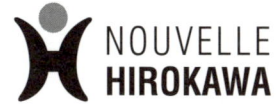

イラスト
静岡県立こころの医療センター　垣田宣邦
内山享子

まえがき

　在院日数の短縮と診療報酬のマイナス改訂，地域生活支援体制の整備と拡充は，病院の機能分化を促進し，医療施設依存の生活から自分の健康と生活は自分で支えるというセルフケアの考え方へと名実ともに変化してきています．また長期入院中の精神障害者の地域生活の促進は，厚生労働省の指導のもと，積極的に促進されようとしています．また同時に自分たちの力を強め，相互に支え合いながら病気や症状とつきあい，生活を再構築していく過程が国民自身の価値としても重要になってきています．

　このような中，初版に続き，看護モデルの中でも実践，教育，研究によく用いられているセルフケアの考え方を第2版でさらに詳しく紹介できることをうれしく感じています．第2版では急増する慢性疾患の事例を用いて内容をより充実させ，退院支援に関するセルフケア支援について加えました．さらには精神看護に適用されているオレム・アンダーウッドのセルフケアモデルについても気分障害の事例を加えることでより充実させました．

　人々のセルフケアを語ることは，同時に，その人の生き方，生活の仕方や考え方そのものにふれることであり，病気や病状はその人の人生の一部です．したがって，セルフケアへの援助を看護師が行うということは，相手が何を感じているのか，今後どのような生活を送りたいのか，またそのためにどうしたいのか，そして今何ができるのかを一緒に考えていくことが必要になってきます．つまり人々のセルフケアを援助するということは，援助する側が自分たちの価値観や倫理観に基づきながらおしつけではない援助をどのように，豊かな発想と専門的知識で行っていくのか，が重要になってきます．そしてこのようなケアは，ケアの受け手にとっても心に残るケアとして位置づけられることになるといえるでしょう．

　海外においては，看護系大学ならびに看護系大学院が急増した1970年代，専門看護師（クリニカル・ナース・スペシャリスト，CNS）が看護理論やその他治療に関する理論を用いる実践家として誕生しました．日本においては，1990年代に入り，やっと看護系大学が増え始め，現在158校の看護系大学，74校の看護系大学院が存在するようになっています．また看護系大学院を卒業し，日本看護協会の認定を受けた専門看護師も地道ではありますが，様々な医療機関で活躍するようになっています．このように様々な理論が現場に活用されたり，逆に臨床の知で理論が豊かになっていく現実が増えつつあります．

　したがって，この本が様々な臨床家や看護師をめざす人々，またセルフケアの考え方で看護ケアを展開していきたい，という方々にとって一つの指針になればと考えています．さらに単に理論を現場に活用するだけでなく，臨床での知の積み重ねがオレムの看護理論をより豊かにし，私たちの学問の基盤である看護学をより確実なものとしていくことを願っています．

平成19年9月

著者を代表して
宇佐美しおり

パトリシア・アンダーウッド先生は，平成28年6月にお亡くなりになられました．日本の看護実践家たちに勇気と希望を与え，私たち後輩を育ててくださいましたアンダーウッド先生に心より感謝しますとともに，ご冥福をお祈り申し上げます．

　平成29年3月

宇佐美しおり

第1章　看護過程とは … 1

情報の収集　3
アセスメント　3
問題の明確化　4
計　画　4
実　施　4
評　価　5

第2章　オレム看護理論の概要 … 7

Ⅰ．セルフケア理論 … 10
1．セルフケアとは　11
2．なぜセルフケアを行うのか：セルフケアの目的　12
3．セルフケアの遂行に関連すること：セルフケア能力　16

Ⅱ．セルフケア不足の理論 … 19

Ⅲ．看護システム理論 … 21
1．援助の方法　22
2．援助の形態（看護システム）　25
3．患者-看護師関係　28

第3章　オレム看護論と看護過程の展開 … 33

Ⅰ．看護過程の展開 … 34
情報の収集　35
アセスメント　35
問題の明確化—セルフケアに関する看護上の問題を明確にする　35
看護計画　36
実　施　36
評　価　37

Ⅱ．オレム看護論と看護過程の展開 ……………………………………………… 38

【事例展開】単純性肥満の思春期の患者の場合　40
情報の収集　40
アセスメントおよびセルフケア上の問題の明確化　42
看護計画　42

第4章　精神科看護におけるオレム看護論の修正，適用 …… 47

Ⅰ．精神科看護におけるオレム看護論の修正の概要 ……………………………… 48
1．オレム看護論の修正　49
2．精神障害と対応の考え方　52
3．精神状態の査定，精神の健康度の把握，精神症状の評価　53
4．精神力動　55

Ⅱ．オレム・アンダーウッドモデルを用いた看護過程を
　　展開するにあたっての基礎的項目 ……………………………………………… 56
1．情報の収集　57
2．アセスメント　61
3．問題の明確化　61
4．看護計画および実施，評価　61

Ⅲ．オレム・アンダーウッドモデルを活かすケアシステム ……………………… 63
1．セルフケアごとへの援助　64
2．援助の時期　65
3．セルフケアへの支援とケースマネジメント（ケア・マネジメント）　65
4．セルフケアへの支援と退院支援クリニカルパス　67

第5章　事例の展開 ……………………………………………………………… 69

Ⅰ．オレムの看護モデルを用いた看護過程の展開 ………………………………… 70

【事例展開1】成人期（慢性）看護の事例　71
情報の収集　71
アセスメント　75
セルフケア上の問題の明確化および長期目標・短期目標　75
看護計画，実施　76
評　価　78

【事例展開2】在宅看護の事例1　81
情報の収集　81
アセスメント　84
問題の明確化　84

看護計画　*84*
　　　実施，評価　*85*
　　【事例展開 3】在宅看護の事例 2　*86*
　　　情報の収集　*86*
　　　アセスメント　*89*
　　　セルフケア上の問題の明確化および長期目標・短期目標　*89*
　　　看護計画，実施　*90*
　　　評　価　*90*
　　【事例展開 4】在宅看護の事例 3　*91*
　　　情報の収集　*91*
　　　アセスメント　*95*
　　　セルフケア上の問題の明確化および長期目標・短期目標　*95*
　　　看護計画，実施　*96*
　　　評　価　*97*

　Ⅱ．オレム・アンダーウッドモデルを用いた看護過程の展開 ………………… *100*
　　【事例展開 5】老年看護の事例　*101*
　　　情報の収集　*101*
　　　アセスメント　*105*
　　　セルフケア上の問題の明確化および長期目標・短期目標　*105*
　　　看護計画，実施　*106*
　　　評　価　*108*
　　【事例展開 6】精神（急性期）看護の事例　*111*
　　　情報の収集　*111*
　　　アセスメント　*115*
　　　セルフケア上の問題の明確化および長期目標・短期目標　*115*
　　　看護計画，実施　*116*
　　　評　価　*117*
　　【事例展開 7】精神（慢性期）看護の事例　*118*
　　　情報の収集　*118*
　　　アセスメント　*122*
　　　セルフケア上の問題の明確化および長期目標・短期目標　*122*
　　　看護計画，実施　*125*
　　　評　価　*126*

参考文献 ……………………………………………………………………………… *129*
付　　録 1：アセスメントツール ………………………………………………… *131*
付　　録 2：退院支援クリニカルパス …………………………………………… *134*
付　　録 3：用語解説 ……………………………………………………………… *139*
索　　引 ……………………………………………………………………………… *145*

1 看護過程とは

すべての専門職は，専門知識が蓄積されることによって，その基礎が築かれます．看護理論は，その専門知識の積み重ねを示し，私たちに，看護ケアを記述したり，看護ケアの結果を説明したり，予測したりすることを可能にします[1]．この看護理論は，1859年のナイチンゲールの「看護覚え書き」に端を発し，患者のために看護師が環境を変化させることで，患者の状態や日常生活行動が可能になることを記したものとして有名です．そしてこのナイチンゲールに続いて，ヘンダーソン，ペプロー，アブデラなど，患者・看護上の問題，ニードへの焦点化が看護師の役割であるとする看護理論家が1950年代に活躍し，また1960年代には患者-看護師関係に焦点をあてて看護ケアを展開することが看護師の役割であると述べた看護理論家たちが活躍するようになりました．そして1970年代には，看護の焦点をセルフケアや，人間の適応，人間の行動にあてた看護理論家が活躍し，また1980年代には，これまでの理論を研究成果をもとに修正した改訂版の看護理論が発展するようになりました．

このような看護理論の発展のもとには，看護ケアに順序と方向性をもたらす「看護過程」という考え方が存在しています．看護過程は，看護の専門職の手段であり，方法論であり，看護師がセルフケアや適応などを看護の目標とする中で，根底にいつも流れている意図的な実践の過程を示しています．つまり，看護過程とは，看護師が看護実践を規則的にかつ系統的にアプローチするように意図された知的活動として定義づけられています[2]．

看護ケアに順序と方向性をもたらす看護専門職の真髄を示す実践の概要です．

看護過程は，看護師が看護実践を規則的にかつ系統的にアプローチするように意図された知的活動であり，また看護実践を問題解決的アプローチを用いて展開しようとするものです．

情報の収集，アセスメント，問題の明確化（あるいは看護診断），計画，実施，評価の5つのステップから成り立っています．

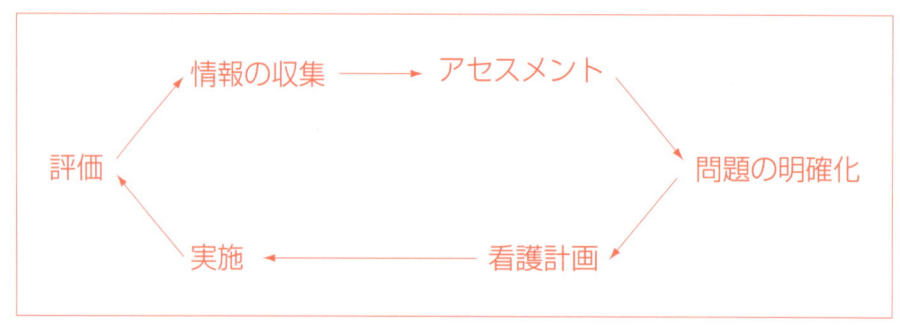

図1.1　看護過程の展開

情報の収集

　情報収集とは，患者・家族の状態について意図的に情報を収集することをさします．情報収集の視点は，どのような看護の考え方によるのかで異なりますが，セルフケアに関するモデルを用いるとすれば，セルフケアに影響を及ぼす要因，すなわち，年齢，性別，ソーシャルサポート，信念，社会文化的オリエンテーション，身体・精神的状態，日常生活パターンに関する情報を収集することになります．

　例えば，現在いくつで，その年齢はエリクソンの成長発達からするとどの発達段階なのか．男性なのか女性なのかで期待される役割も異なってきます．また症状をもちながら生活を送っていくときにソーシャルサポート，誰が手助けをしたり，経済的な援助をしてくれるのか，また本人がつらいときに，誰が話を聞いたり，慰めたり，励ましてくれるのかなどを意識して，本人や周囲から話を聞くことになります．さらに信念についても，これまでの生活の仕方について何か大事にし続けてきたものがあるのか，例えば輸血は絶対しないとか，薬は自分の信じている宗教では飲まないなど，大切にしている価値があるのかを聞いていくことになります．さらに社会文化的オリエンテーションとしても，社会的な役割，すなわち仕事や学業など本人にとってこれらができなくなることがどのような意味を持っているのか，また周囲もこのような変化をどのように受け止めているのか，それによっては今後の生活の受け止め方がかわってくることになります．また身体・精神状態についても，現在どのような身体疾患を持っているのか，それがどの程度日常生活を阻害しているのか，同時に現在の精神状態はどうなのか（外見，行動，気分変動，思考過程，思考内容，言語，認識，洞察と判断）を本人の主観と客観的側面から判断して情報を収集していくことになります．さらに，日常生活パターンについては，これまでどのような生活を送ってきたのか，発病してからこの1〜2年の間で最も安定して生活していた時期はどのような環境，サポートなどがあったのか，またそのときのセルフケアはどのような状況だったのかを，情報として収集することになります．

 ## アセスメント

　ここではなぜ今の状態があるのかについて考えます．
　すなわち，なぜ今の状態なのかを，上記の情報をもとに分析していくところです．つまりなぜ今の状態が生じているのか，どこをケアすれば回復や安定を維持することができるのかを，考え

る場所です．

 ## 問題の明確化

　集めた情報とアセスメントをもとに，限定された入院期間の中で，何を焦点として看護を展開したらよいのかを絞ることをいいます．例えばセルフケア上の問題においても，特に今回の入院でどこに焦点を絞るのかが，ここで明らかにされます．

　上記のアセスメントをもとに，自分たちが用いている看護の枠組みで表現していきます．または看護診断をしていく箇所です．もしセルフケアという看護の枠組みを用いているのであれば，「○○○という身体状態並びに○○という精神状態のために現在，活動と休息のバランス，孤独と人とのつきあいのバランスが低下している」と表現していくことになります．そして，長期目標，短期目標を記載していくことになります．すなわち長期目標は，この患者・家族は退院後，どのような生活を送っていくことを希望しているのだろうか，また現実的にはそれが可能なのだろうか，これまではどんなことができたのだろうかをもとに目標として表現します．そして長期目標を達成するために，この1〜2週間でやらないといけないことを短期目標として表現していくことになります．

 ## 計　　画

　そしてここでは，短期目標に対して，この1〜2週間，何をやったらいいのかを具体的に表現していきます．看護ケアに優先順位をつけ，それが解決されるまで実施しますが，短期目標はあくまでも1〜2週ごとに変化していきます．そしてたてた計画は，個々の看護師の計画ではなく，むしろ看護師全体が行わなければならないものです．ここが最も重要です．

 ## 実　　施

　たてた看護計画を実施することです．そして1〜2週間でたてた短期目標が達成されているのかを看護師間，患者-看護師間，患者・家族-看護師間で検討していくことになります．

評価

　行われた看護ケアが目標を達成できたのか，また長期目標に近づいているのか，また守成すべき点はどのような部分なのかを検討していくことになります．ケアがすすむにつれ，患者，家族，看護師それぞれが気づく部分がでてくるので，当然，長期目標も短期目標も修正する必要がでてきます．

引 用 文 献

1）Meleis,A.I. (1991)：Theoretical nursing：Development and progress, p 17, Philadelphia, J. B. Lippincott
2）George, J. B. et al (1995)：Nursing theories:The Base for Professional Nursing Practice, 4th edi. 　南裕子ほか訳，看護理論集，1998，17-33，日本看護協会出版会

2

オレム看護理論の概要

看護理論は，看護に関する現象や状況を説明したり，予測を与えてくれる知識体系です．そして看護理論は，人間，環境，健康，看護についての考え方を提示し，それらの概念の関係などについて明示してくれます．

オレムの看護理論は，1971年に初版が刊行され，現在第6版まで出版されています．オレムは，看護理論の中で，人間を「人間は統一体であり，生物的，象徴的，社会的に機能するものである」と描写し，セルフケアを行う人間の能力を「個人が自分自身に対してあるいは自分を取り巻く環境に対して行う活動のことである．この活動は，生命を維持するための発達や安定したあるいは変化している環境条件のもとで，統合された機能を維持し，回復させること，および安寧の条件を維持したりもたらしたりすることを調整するための行為である」と述べています．また，環境については，あまりふれていませんが，セルフケアに関するニードをうみだすものと述べています．そして健康については「発達した人間の構造，および身体的，精神的機能が健全であるか，あるいは十分であるという特徴を持つ個人のある状態」と述べています．安寧と健康を区別し，「安寧」を「満足，喜び，およびある種の幸福の体験，霊的体験，理想自己の実現に向かって動くこと，そしてとだえることのない個性化によって特徴づけられる状態」と定義しています．さらに看護を「看護の焦点には6つの構成要素が存在し，これらの構成要素とは，健康状況に対する患者，医師の双方の見方，ならびに①健康状態，②患者のために求められる健康上の成果，③治療的セルフケアの要求，④セルフケアを行う能力，が存在する」と述べています．すなわち看護師は，患者および医師が今の健康状態をどのようにみているのかに十分注目しながら，健康状態そのものや，ケアの成果ならびにセルフケアしていく力に焦点をあてながら援助を展開していくことが重要なのです．

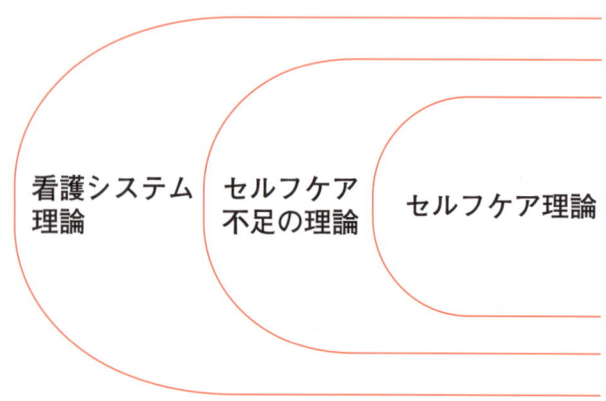

図 2.1 オレムの看護理論の理論構成

(Dorothea E. Orem (1991) Nursing ; Concepts of Practice, 4 th edition, Fig 3-2, p. 66, Mosby-Year Book)
(小野寺杜紀訳 (1995) オレム看護論 第3版，p. 85，医学書院より一部改変)

そしてこれらの看護は，ヘルスケアにおける第一次，第二次，第三次予防のすべての段階において展開されます．第一次予防では，疾病の発生以前に行われるもので構造と機能の統合性の維持と促進，第二次予防では，合併症の予防と機能低下の慢性化の予防，第三次予防では，機能低下があっても現在残されている能力にてらしあわせて効果的かつ満足しうる人間機能をもたらす，ことが行われていきます．

　このオレムの看護理論は，実践的で，看護師に実践の方向性を与えてくれるものですが，3つの理論から成り立っています．この3つの理論とは，セルフケア理論，セルフケア不足の理論，看護システム理論，です．ここではその概要について述べてみます．

セルフケア理論

1　セルフケアとは

　人は，生涯を通して日常生活の中で，生命を維持したり，自分自身を保持したり，自分の健康や安寧（幸福感や安心感）を継続できるような行動や学習をするものです．人間のこれらの行動は自分自身のために行われ，意図的で，学習されるという一連の過程をもちます．

　これをセルフケアと呼びますが，セルフケアとは，人が生命，健康，安寧を維持するために自分で行う活動です．人がセルフケアをし続けるためには，動機づけや意欲などを必要とし，また，そのために様々な資源を活用できるように調整できることが必要です．このセルフケアは，なぜセルフケアをし続ける必要があるのかという目的をもち，いくつかのパターンが連続して行われるものです．

　そして，これが効果的に行われれば，人間の体や機能についての統合性が増し，さらには人としての発達を促すことができるようになります．

2　なぜセルフケアを行うのか：セルフケアの目的

セルフケアは，人間が基本的に持つニードを満たそうとするために起こります．このニードとは，

　　①普遍的セルフケアの領域
　　②発達的セルフケアの領域
　　③健康逸脱に関するセルフケアの領域

において存在しています．つまり，セルフケアは，人がこの3つのニードの領域を満たしたいために行われるのです．3つの大きなニードについては下記に説明します．

1）普遍的セルフケアの領域におけるニード

普遍的セルフケアの領域においては，人間が生きていくために必要なニードで，8つの領域に分けられます．この8つの領域とは，

　　①十分な空気
　　②十分な水
　　③十分な食物の摂取
　　④排泄過程と排泄物に関するケアの提供
　　⑤活動と休息のバランスの維持
　　⑥孤独と人とのつきあいのバランスの維持
　　⑦危険の予防
　　⑧正常でありたいというニードに応じた社会集団の中での人間の機能と発達の促進

です．
　これらの8つの領域におけるニードが満たされると，人の発達や成長が支えられることになります．この8つの領域におけるニードを充足するための一般的な行動を表2.1に示します．

I　セルフケア理論　**13**

表2.1　8つの普遍的セルフケア要件を充足するための一般行動

1～3．十分な空気，水分，食物摂取の維持

a. 必要量に影響を及ぼす内的・外的要因に合わせて，あるいは必要量欠乏という条件のもとでは，総合的機能の回復に最も有効な消費に合わせて，正常な機能に必要な量を摂取する．
b. 解剖学的構造と生理学的機構の統合性を保持する．
c. 呼吸，水分，食事の摂取を，乱用することなく，快適に享受する．

4．排泄過程と排泄物に関連するケアの提供

a. 排泄過程の調整に必要な内的・外的条件を整え，維持する．
b. 排泄過程を管理し（関連する構造および過程の保護を含む），排泄物を処理する．
c. 排泄後の身体の表面および部分の衛生的ケアを行う．
d. 衛生的状態の維持に必要な環境に注意する．

5．活動と休息のバランスの維持

a. 身体運動，情動反応，知的努力，および社会的相互作用を刺激し，これらの良好なバランスを保つ活動を選択する．
b. 休息および活動のニードを察知し，その充足をはかる．
c. 休息・活動パターン開発の基礎として，個人の能力・関心・価値観はもとより，文化的な規範も利用する．

6．孤独と社会的相互作用のバランスの維持

a. 個人の自律性を発達させるのに必要な資質とバランスを維持し，個人が効果的に機能できるような社会的関係を持続する．
b. 愛情や友情のきずなをはぐくむ．他人の個性，人格，および権利を無視し，利己的な目的のために他人を利用しようとする衝動を効果的に管理する．
c. 発達と適応を継続するのに不可欠な社会的温かさと親密さのある状態を整える．
d. 個人の自律性と集団の成員としての立場の両方を促進する．

7．生命，機能，安寧に対する危険の予防

a. 起こりやすいさまざまなタイプの危険に注意を払う．
b. 危険な状況をもたらす出来事を防止するための行為を実行する．
c. 危険が排除できない場合は，その状況からその人を引き離し，保護する．
d. 生命もしくは安寧に対する危険を排除するため危険な状況をコントロールする．

8．正常性の促進

a. 現実的な自己概念を開発し，維持する．
b. 特異的な人間としての発達を助長するための行為を実行する．
c. 人間の構造と機能の統合を維持し，促進するための行為を実行する．
d. 正常な構造および機能からの逸脱をつきとめ，これに対処する．

(Dorothea E. Orem (1991) Nursing ; Concepts of Practice, 4 th edition, p. 127, Mosby-Year Book)
（小野寺杜紀訳 (1995) オレム看護論 第3版，p. 162，医学書院）

2）発達的セルフケアの領域におけるニード

　人間の発達に関するニードは，当初普遍的セルフケアの領域の中に多く含まれていましたが，発達に関するニードを強調するため，普遍的セルフケアの領域におけるニードとは切り離されました．発達に関するセルフケア上のニードには，次にあげるような2つのタイプがあります．

① 生命の過程を支え発達を促進する状態，すなわち人がより高いレベルで統合され，成熟していくためのニードをいいます．このセルフケア上のニードは，下記のような事柄を通しながら満たされていきます．
 a. 胎児の段階や子供の誕生の過程
 b. 出産，もしくは早産，正常体重もしくは低体重で生まれた新生児の段階
 c. 乳幼児期
 d. 思春期および青年期を含む小児期の発達段階
 e. 成人期の発達段階
 f. 小児期もしくは成人期における妊娠

② 人間の発達を阻害する可能性のある状態に対してケアをしたいというもの．
 a. 教育が受けられなくなること
 b. 社会において適応が失敗する
 c. 自分らしさが発見できない
 d. 親友，友人，同僚の喪失
 e. 財産の喪失，職業的安定の喪失
 f. 未知の環境への突然の転入
 g. 地位に関連した問題
 h. 不健康
 i. 苦しい生活状態
 j. 末期疾患および差し迫った死

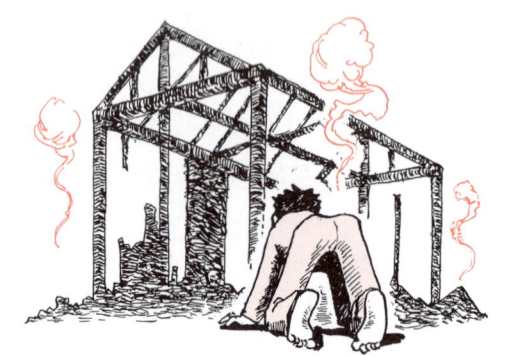

3）健康が逸脱した時のセルフケア領域におけるニード

　健康逸脱に対するセルフケア領域においては，人が病気や損傷を受けたり，医学的な診断や治療を受けざるをえなくなった時に必要となってきます．身体的あるいは，精神的な変化が起こり，

これまで行っていた日常生活の行動や習慣が行われにくくなると，人は自分に注意を向けるようになります．これらの変化に対して，一体何が間違っていたのだろうか，どうしてこのようなことが起こったのか，このような状況の中では何をすればいいのか，と自問するようになります．看護師は，健康逸脱に関するセルフケアの領域で，人々に効果的に援助するため，種々の関連する医学的知識や医療・看護技術を十分身につけておかなければならないことになります．

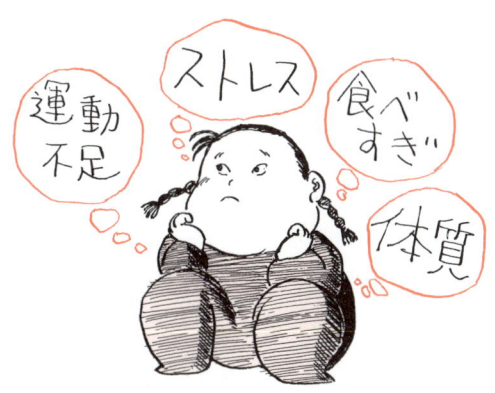

　以上がセルフケアを行う時に生じるニードであり，またこれらのニードが生じるから人はセルフケアを行おうとするのです．

3 セルフケアの遂行に関連すること：セルフケア能力

　上記にあげたようなセルフケアを遂行していくにあたって，セルフケアを遂行していく際に関連している重要ないくつかの要因があります．これについて少しふれてみます．

1）セルフケアを遂行する人の能力

　人がセルフケアを行うためには遂行するための能力が必要ですが，この能力は複合的で，生涯を通して獲得されていくものです．この能力は，セルフケアをすることに関心を向ける，セルフケアを行い継続するための身体的エネルギー，身体の部分をコントロールできる，このような行為を行うと何が起こるかを推測する，このセルフケアをやっていきたいという動機づけ，どういうセルフケアをやっていったらよいかについての意思決定と実施，セルフケアのための知識を獲得し記憶し実施する，セルフケアを行う際に必要な手技やコミュニケーションの力，セルフケアを自分の生活や地域の中で統合できる能力，などをさします．これをオレムはセルフケア能力の構成要素と呼んでいます．

　このセルフケアを行う人としての能力は，学習され，発達することができます．そしてこれらの能力は，内的指向もしくは外的指向にわけられ，この指向性は，援助の方法を決定させる要因になっていきます．内的指向の場合には，自分のニードをコントロールするために外的資源を活用する，という場合と，思考・感情・意向をコントロールする，という場合とがあります．また外的指向には，知識を追求したり，活用できる資源を探したり，自分を表現して他者との関係をつくっていく，という場合とがあり，その人がどちらの指向性を持つかによって必要となるセルフケアの能力もかわってくることになります．そして援助のタイプや方法もかわってくるということになります．

2）セルフケアは意図的な行為の過程

　そして，人はこのセルフケア能力を用いながらセルフケアを意図的に行動として実施していくわけですが，この実施に至るまでには一連の過程が存在します．これを意図的な行為の過程と呼びます．この意図的な行為は本能，反射活動（くしゃみなど），情動反応，快・不快の感情によってひき起こされる行為とは区別されます．

　セルフケアは，次のような意図的な行為を行います．すなわち，自分のニードと照らしあわせ

ながら，自分にとって必要なことを遂行するために何をすればよいのかを調査したり，知識を得たり推測したりしながら，どのような行動を選択するかを決定し，そして，行動を実行し，それがどうだったかを振り返るという一連の過程をもちます．これは評価的操作，移行的操作，生産的操作と呼ばれるものです（図2.2参照）．この一連の過程の結果，セルフケアが行われるのです．

セルフケア・エージェンシーという特性をもつ人（セルフケアの能力をもつ人） 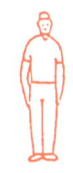 特定の時間と空間のなかにおいて，セルフケアに携わる能力を身につけた人

概念化された特性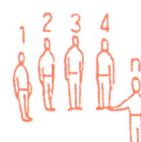

広い概念的構造下の操作を遂行する人間の能力		
評価的操作	移行的操作	生産的操作
セルフケア要件とそれらを充足するための手段を知ること	セルフケアについて判断し，意思決定すること	セルフケア要件を充足するための行為を遂行すること

セルフケアに携わる人 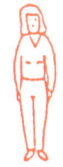 特定の時間と空間のなかにおいて，評価的，移行的，あるいは生産的操作を遂行する人

図2.2　セルフケア・エージェンシー（セルフケアを行う人）の広い概念的構造
(Dorothea E. Orem (1991) Nursing ; Concepts of Practice, 4 th edition, Fig 7-2, p. 149, Mosby-Year Book)
（小野寺杜紀訳 (1995) オレム看護論 第3版, p. 188, 医学書院）

3）セルフケアが必要になってくるとき

　そして，このセルフケアは，病気になったり障害を受けたり，診断・治療によってこれまでの自分の欲求を満たしたり，快適な人生を送れないような場合に必要となってきます．つまり，生命を自ら支えたり，正常な成長・発達・成熟を促進したり，疾病が進むのを予防したり，疾病をコントロールしたり，安寧を促進したりする時に改めてセルフケアの必要性が感じられるのです．

4）セルフケアの遂行に関連する要因

　このセルフケアにはいくつかの要因が影響を与えます．それは，年齢，性別，発達状態，健康状態，社会や文化の価値，診断や治療法，家族（あるいはソーシャルサポート），環境，規則的な生活パターン，どれだけ利用できる資源があるか，などです．

　例えば，成人になればなるほどセルフケアしたくなるかもしれないし，高齢になると身体機能が衰えてセルフケアをしたいと思ってもそれができなくなるということもあります．また本人はセルフケアをしたいと思っていても，家族が代わりにケアをしてしまってセルフケアできないということもあります．このように，個人のセルフケアにはいくつかの影響要因があることを忘れてはなりません．そして，看護を展開する場合に，これらの影響要因を情報として収集していくことが必要になります．

セルフケア不足の理論

　セルフケア不足の理論とは，なぜ看護が必要になるのかを述べたものです．すなわち，個人が何らかの理由でセルフケアができなくなったために，セルフケアがスタートするのです．セルフケアの必要性を認識し，そのためにどのような行動を行うべきかを判断し，実行に移すのですが，この際，セルフケアの不足が生じたために看護が必要となることを示したものです．

　セルフケア不足という言葉は，治療上必要となったセルフケアとセルフケアの能力との間の差を示しています．現在の状態のために，これまでのセルフケアの能力では遂行できなかったり，さらに新しいセルフケアの能力が必要な場合に，セルフケア不足が生じてきます．しかしあくまでも「健康に関連して」起こるセルフケアの不足です．

　セルフケア不足は，完全なセルフケア不足，部分的なセルフケア不足として特定されます．完全なセルフケア不足とは，治療上必要となってきたセルフケアを満たすことができない場合をさします．また部分的なセルフケア不足とは，治療上，必要とされるセルフケアの中で，遂行する能力が一部不足している場合をさします．次のような条件の時に，セルフケアの不足が生じます．

・セルフケアが継続できない，あるいはセルフケアの領域におけるニードを満たすことが現在の状態では不適切な場合
・睡眠以外の場合で，自分と環境についての知覚の制限もしくは喪失が起こっているような場合
・行為をコントロールするための過去の経験の想起が不能の場合
・セルフケアを行うための知識が不足していたり判断ができなかったり，意思決定ができない場合
・必要とされる新しいセルフケアを行う際に，機能障害が存在している場合
・新しいセルフケアの遂行に，訓練と経験を通して獲得される知識や技能が不足している場合
　などにセルフケアの不足が起こってきます．

　例えば，仕事をしていた働き盛りの男性が，C型肝炎になってしまい，これまでのハードな仕事中心の生活から食事療法や薬物治療を行いながら，自分の身体状態に合わせた

生活をせざるをえなくなった時，仕事をやめたくないが，自分の体調も整えながら仕事をするためにどのようにセルフケアをしていったらよいのか，について考えます．しかし，なかなか思い浮かばず，食事の仕方，活動と休息のバランス，生活時間の構成を改めて考え直さなければならなくなります．そのような場合に，看護師にその方法を聞いたり，気をつけなければならないことを相談しながら，自分の生活と体調に合うような方法を探し，判断し，行動を遂行し，また反省・振り返りをしながらセルフケアを行うことになります．このように個々人がセルフケアの必要性を認識した時に看護が提供され，個々人のセルフケアが開始されるようになるのです．

看護システム理論

　看護システム理論においては，**援助の方法**，**援助の形態（看護システム）**および**患者‐看護師関係**が述べられています．援助の方法は，援助の具体的な方法であり，援助の形態とは，看護システムのタイプ，すなわち，どのように看護師が患者を援助するのかを示すものであり，さらに患者‐看護師関係では，セルフケアを援助していくにあたってのお互いの関係が述べられています．

1　援助の方法

看護師が患者のセルフケアを援助していくには，次のようなものがあげられます．

すなわち，

①他者のためにあるいは他者に代わって行為を行う

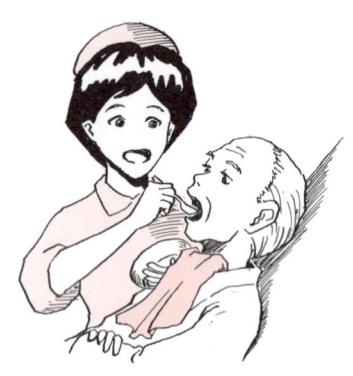

②他者を指導し方向づける

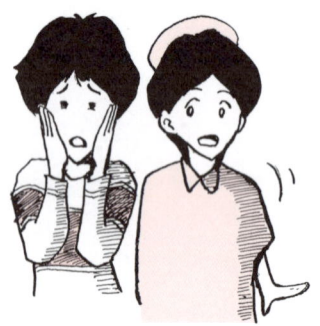

③身体的支持の提供

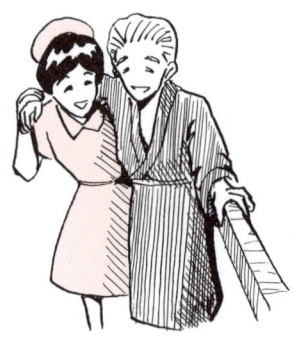

④心理的支持の提供

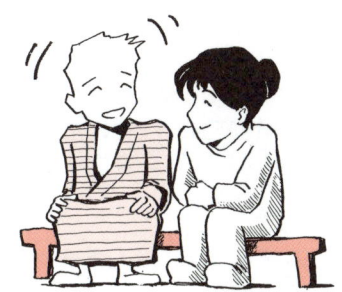

⑤発達を支持する環境の提供

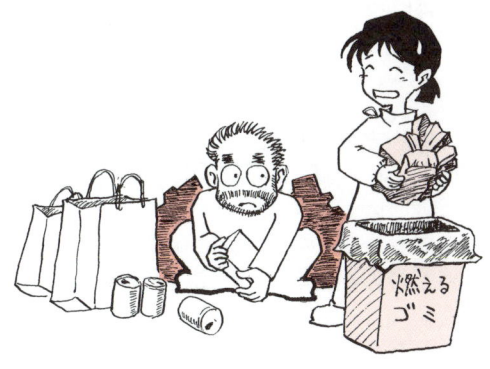

⑥教　育

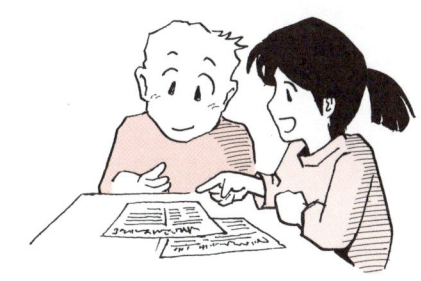

です（表2.2参照）．

　そして，これらは，相手のセルフケアの状況に応じて使い分けられますが，主にこのような看護の方法は，次のような大きな枠組みの中で提供され，これは**援助の形態**あるいは**看護システムのタイプ**と呼ばれています．

表 2.2　援助の方法によって特定される看護状況における看護師と患者の役割

援助の方法	看　護　師　の　役　割	患　者　の　役　割
①他者のためにあるいは他者に代わって行為を行う．	患者のために，患者に代わって行為する人	治療的セルフケア・デマンドの充足およびセルフケア制限の補完のためのケアの受け手，環境のコントロールと資源に関するサービスの受け手
②他者を指導し方向づける．	セルフケアを行う際の能力の調整あるいはセルフケア要件の充足に関する事実情報または技術情報の提供者	セルフケア能力を持つ人あるいはセルフケア能力の調整としての，情報の受け手，処理者，使用者
③身体的支持の提供	患者によるセルフケア能力の行使あるいは価値を調整するためのセルフケア行為の遂行に協力するパートナー	セルフケア要件を充足するための行為の遂行者あるいは看護師と協力してセルフケア能力の行使もしくは価値を規制する者
④心理的支持の提供	"理解を示す存在"*，聴き手，必要に応じて他の援助の方法を使用できる人	困難な問題に立ち向かい，解決する人，あるいは困難な状況を生きる人
⑤発達を支持する環境の提供	不可欠な環境条件の供給者であり調整者，および患者の環境における重要他者	個人の発達を支持し促進するやり方および環境の中で，生活とセルフケアに立ち向かう人
⑥教　育	次の事柄について教育する者 ・どんな，またなぜセルフケアを行う必要があるのかを説明する知識 ・必要なセルフケアを充足する方法と過程 ・治療を遂行するのに必要なセルフケアの方法 ・セルフケア制限を克服もしくは補完する方法 ・セルフケアを管理する方法	継続的・有効なセルフケアに必要な知識と技能の開発に携わる学習者

* van Kaam A : The art of existential counseling, Wilkes-Barre, 1966, Dimension Books.
(Dorothea E. Orem (1991) Nursing ; Concepts of Practice, 4 th edition, Table 10-3, p. 286, Mosby-Year Book)
(小野寺杜紀訳(1995) オレム看護論 第3版，p. 349，医学書院)

2　援助の形態（看護システム）

　看護師と患者が，患者のセルフケアのニードを充足するための行為ができるという原則にたって，援助の形態には多様な3つのタイプが存在します．すなわち，**全代償システム**，**一部代償システム**，そして**支持・教育システム**です．これを図2.3に示します．

　患者がセルフケアを遂行できるようになるにつれ，看護システムは，支持・教育システムに移っていきます．患者のセルフケアが低いと全代償システムという形の中で援助をしていくことになります．つまり，全代償システムは，全介助，一部代償システムは部分的介助，支持・教育システムは，支持・教育的指導と考えることができます．

1）全代償システム（全介助）

　全代償システムと呼ばれる援助を必要とする人は，姿勢や運動の調整ができず刺激に反応しま

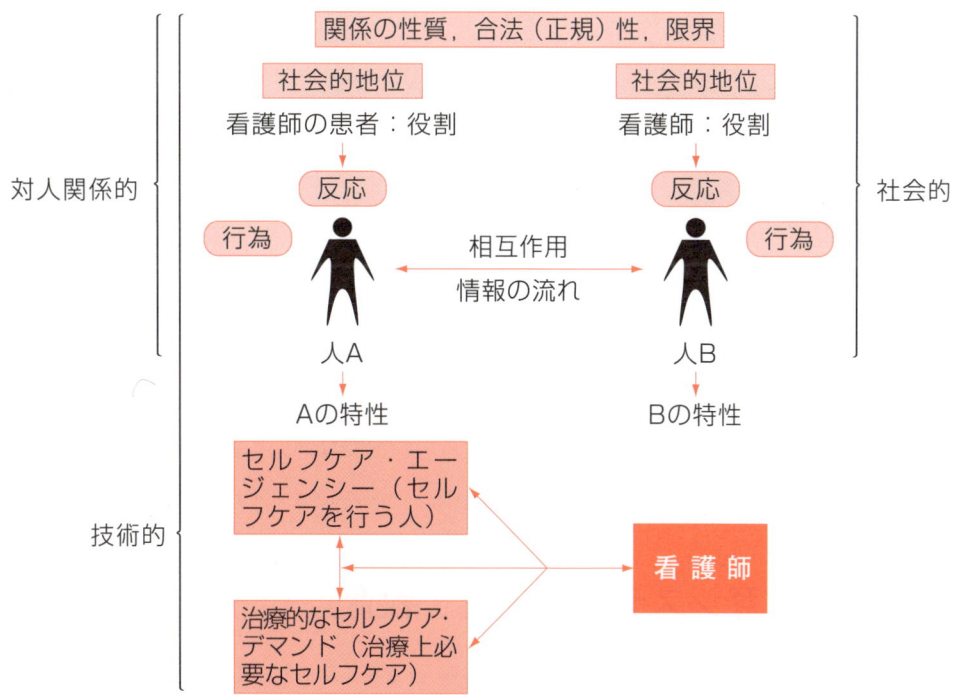

図2.3　看護システムの社会的・対人関係的・技術的要素

(Dorothea E. Orem (1991) Nursing ; Concepts of Practice, 4 th edition, Fig 10-2, p. 285, Mosby-Year Book)
（小野寺杜紀訳 (1995) オレム看護論 第3版，p. 348，医学書院）

せん．また，運動能力が損なわれているために環境を監視したり，他者に情報を伝達したりできません．この場合，患者に代わって行為を行うという援助方法が妥当になってきます．これが全代償システムと呼ばれる援助の形態です．

　さらに，意識がありセルフケアやその他の事柄について観察，判断，および意思決定はできますが，歩行や運動を必要とする行為を遂行できない，あるいは遂行すべきではない人々のためにもこの援助形態が用いられます．この場合は人や環境を認知したり，他者とコミュニケーションを持つことができたり，損傷の結果，運動ができなかったり，また治療によって行動を制限されているために援助が必要となってきます．この人たちは他者からケアを受けることをいとわない気持ちを維持しなければなりませんし，ここでは多くの援助方法が必要とされますが，特に発達を促進できるような環境への配慮，患者に代わって行為を行うことが中心となります．しかし，患者が不本意に動けなくなったり，行動を制限されることで起こる心理的な疎外感や孤立感などに対する心理的支持や指導，方向づけが必要となってきます．

　さらに，自分自身に注意を払い，セルフケアその他の事柄について理にかなった判断や意思決定を行うことはできませんが，歩行は可能で継続的な指導や監督があれば若干のセルフケアは遂行することができる人々も，この援助形態の対象となります．このような人々には，発達促進のための環境を提供し維持し続けること，指導と方向づけを与えること，支持を提供すること，患者に代わって行為を行うこと，などが援助の方法として用いられます．

2）一部代償システム（部分介助）

　この援助の形態は，患者と看護師双方がケア方策を遂行したり，手の運動や歩行を含む他の行為を遂行するためのものです．ケアを遂行する役割を担うのは，患者のこともあれば看護師のこともあります．この援助の形態を遂行する際には，大きく2つの状況があります．1つは患者が普遍的セルフケアの領域においてセルフケアを遂行し，看護師が医師の処方する処置と普遍的セルフケア領域におけるセルフケアの一部を担う場合であり，もう1つの状況は，患者が何らかの新しいケア方法を学ぶ必要がある場合です．これらの状況では，先に述べた（22〜23頁参照）6つの援助方法が用いられます．

3）支持・教育システム（支持・教育）

　この援助形態を必要とする人々は患者がセルフケアを遂行する能力をもち，あるいは遂行の仕方を学習することができ，また，学習しなければならないが，援助なしにはそれができない状況におかれている人々です．これらの状況においては，適切な援助技術として支持・方向づけ，発

Ⅲ 看護システム理論

a. 全代償システム

看護師の行為
- 患者の治療的セルフケアを達成する
- セルフケアに携わる患者の能力の欠如を代償する
- 患者を支持し、保護する

b. 一部代償システム

看護師の行為
- 患者の為にいくつかのセルフケア方策を遂行する
- 患者のセルフケア限界を代償する
- 必要に応じて患者を援助する

患者の行為
- いくつかのセルフケア方策を遂行する
- セルフケア能力を調整する
- 看護師からケアと援助を受ける

c. 支持・教育システム

看護師の行為
- セルフケアの行使と開発を調整する

患者の行為
- セルフケアを達成する

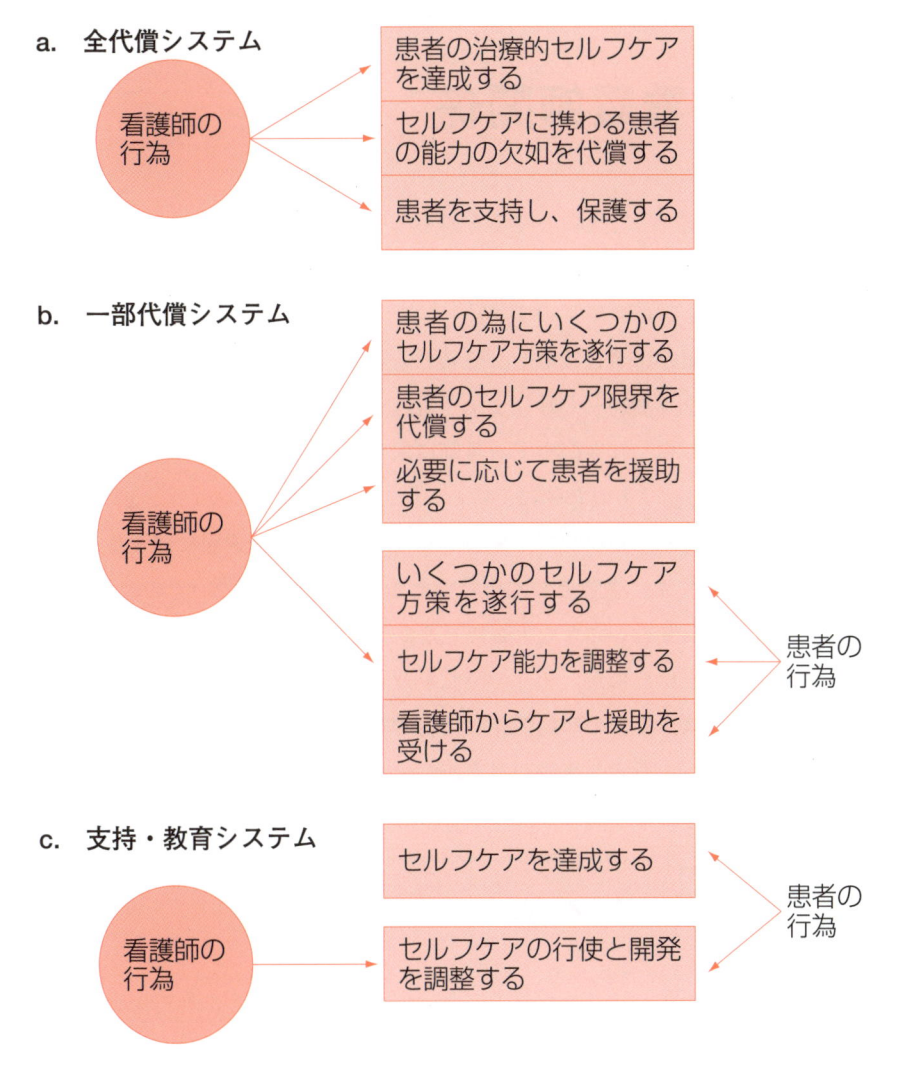

図 2.4　基本的看護システム

(Dorothea E. Orem (1991) Nursing ; Concepts of Practice, 4 th edition, Fig 10-3, p. 288, Mosby-Year Book)
(小野寺杜紀訳 (1995) オレム看護論 第 3 版，p. 351，医学書院)

達を促せるような環境の提供，および教育の組み合せがあげられます．この援助の形態は，患者が自分自身の要求に対して意思決定できにくかったり，行動のコントロールができにくかったり，知識や技能の習得が必要な場合に用いられます．

つまり，患者が迷っている時に一緒に考えて今後の見通しをつくっていったり，行動がコントロールできない場合に一緒にコントロールの方法を考えたり，病気や症状の管理を行うにあたってその方法を知識として提供するような場合に用いられます．

3　患者−看護師関係

　以上のような援助は，患者-看護師の関係を通して行われます．この患者-看護師関係は，お互いの役割をもち，お互いの相互作用を通して，技術を提供します．これは，**社会的関係**，**相互作用的関係**，**技術的関係**と呼ばれるものです．

　社会的関係とは，看護師が患者と接触し，患者と看護師という社会的な関係の中に位置づけることを意味します．これを「契約」と呼びます．看護師が患者との間でできる「契約」は「看護契約」といいます．すなわち，社会の中で看護師に求められているもの，患者に求められているものを役割という観点から，より具体的に患者との間でとりかわすものです．例えば，「当病院では，看護師は，患者の普遍的セルフケア，発達的セルフケア，健康逸脱に関するセルフケアをみたせるよう援助していきます．患者として新しいセルフケアを行っていくのにわからないこと，忘れていること，もっとしりたいことなど質問しながらどのようにセルフケアしていったらいいのかを考えてください」というのが，相互の役割を意識した取り決めです．

　また相互作用的関係とは，上記の契約関係と技術的関係を可能にすることを意味します．どのようなすばらしい計画でも，患者，家族の意志が含まれていなかったり，看護師，医療者間の思いこみでは相互作用的関係は成立しません．すなわち相互作用的関係は患者，看護師間の協力関係であり，双方の努力とエネルギーを要し，「積極的に」相互作用を行うことを意味しています．しかしこの相互作用的関係に影響する要因があり，それは

・覚醒レベルと注意力
・年齢と性別
・情緒的および知的成熟のレベル
・現在の情緒状態と情緒のコントロールのレベル
・コミュニケーション

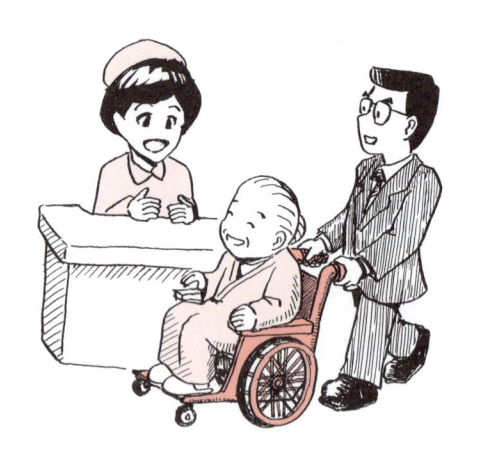

- 第一言語
- 感覚
- 役割についての文化的規定
- 行為に関係する過去の出来事

です．これらが相互作用をより安定化または弱体化することにつながっていきます．

さらに技術的関係は，社会的関係と相互作用的関係をもとに，提供される看護の内容を意味します．技術的関係は，下記のものが含まれます．

- 看護過程において，必要な情報を収集し，アセスメントを行い，問題の明確化を行い目標を設定し，看護計画をたてて実践し，評価をする，という過程を提供すること
- 必要とされるセルフケアはどのようなセルフケアで，セルフケアを行うどのような能力に制限が現在みられているのか，必要とされるセルフケアの能力は何で，どのように身につけていけばいいのかを，患者・家族とともに確認，調整しながら行う

これらが技術的関係といわれるものですが，この技術的関係を提供する際に，具体的な援助の方法や看護システムを活用していくことになります．

これらが，社会的関係，相互作用的関係，技術的関係という患者-看護師関係ですが，これらの関係性は，相互の信頼を基盤として発達していきます．

信頼とは，関係性への安心感を意味します．そして，この安心感は，看護師が一貫性を持っていること，看護師が患者を人として尊重すること，看護師の知識・技術が確信できるものであること，すぐに看護師が対応してくれるという安心感から得られていきます（表2.3）．

一貫性とは，看護師の行動や態度が一貫していることをさします．つまり受け持ち看護師だけでなく，他のスタッフや医療者が同じような態度や行動をとらなければ，一貫性はつたわりません．人がかわっても同じケアが提供してもらえることで，安心感がうまれてくるのです．

尊重は，患者が看護師から独自の個別な人間として尊重されることを意味しますが，病院で治療しなければならないのはわかっているけれど，自分はどうしても夜間の睡眠を家と同じように工夫したい，またこれまでやっていた仕事を入院中も行っていきたいなど，病院の規則はありながらも，患者の個別性や思いが尊重されていなければ大事にされたという感覚はもてないものです．

さらに知識・技術への確信は，専門職として看護師の技術や知識が正確に使われることを意味します．これから食事療法をどうしていったらいいのだろうか，食事療法が大切なことはわかっているけれど今の仕事では気を遣うといっても限界があるし……，というような場合，状態を悪化させずに代替案としてどのような工夫を患者-看護師間で検討できるのかが，看護師の知恵の発揮のしどころといえましょう．

また安心感は，確かな証拠がなくても，看護師が気遣い，すぐに対応してくれると感じられ，心配や不安がなくなって心が安らぐこと，何かあれば看護師が助けてくれるだろう，という安心感を意味します．生体肝移植がおわって1か月たち，拒絶反応もなく肝臓機能が維持されている

ことが明らかになってくるまで，手術や手術室，ICU など初めての怖い体験だらけです．しかし看護師はいつ呼んでもすぐきてくれるし，不安な時には話を聞いたり，質問にこたえて自分の不安なことをとりさってくれる，という行為が患者の安心感につながっていきます．

　さらに見通しでは，人生の価値や意義が実現される場としての未来が信頼できるという感覚を意味します．これは何か大きなことを乗り越えるのではなく，手術がおわったら自分はどのような状態になるのだろうか，自分が一番重症だと思っていたけれど，他の患者さんたちと話しているうちに，みんなが自分と同じ経験をしていることや乗り越えてきていることをきいて安心し，見通しがもてた，と気分が楽になることを意味します．この見通しは「よくなるから」「またもとにもどるから」というのとは異なり，自分がどのような状態，状況になるのか，またどのようにそれを乗り越えられるのかを実際に，話を聞いたり，見学したりしながら，自分への視野を広げていくことを意味しています．

　例えば，糖尿病の教育入院を余儀なくされた患者は，看護師からどのようになりたいかを聞かれ，自分の今後の生活への希望を伝えながら，どのような知識や技術があると自分の望む生活ができるのか，また，今までのような生活はできなくても，自分なりの妥協ができるのかを看護師と一緒に考えながら，知識や技術や安心感，生きるエネルギーなどを得て生活を再度構成していくことになります．

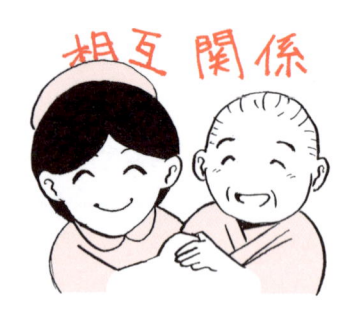

表 2.3 患者−看護師間の信頼の構成要素

信頼の定義

患者-看護師関係における患者の信頼は，患者が看護師を当てにできる存在としてみなすことであり，それは関係性に対する安心感である．信頼は看護師との関係の中で起こるさまざまなエピソード，状態や状況の変化によって影響を受ける．

患者-看護師関係における，患者と看護師の信頼の構築は，そのことに向けての看護師の能動的な働きかけを必要とする．

信頼の構成概念

信頼という概念は，一貫性，尊重，知識・技術への確信，安心感および見通しという5つの概念で構成される．それぞれ次のように定義される．

①一貫性：看護師の行動や態度が一貫していること．

これには，言動が一致していること，看護チーム間や治療チーム間で一致した言動をとること，言語的メッセージと非言語的メッセージが違っていないこと，約束を守ってもらえること，いつも同じ様に関心を寄せてもらえることなどが含まれる．一貫性には，時間の一貫性，人の一貫性，内容の一貫性という3つの側面があると考えられる．時間の一貫性は，いつも，どんな時でもということであり，人の一貫性は，誰でもみんな同じようにということである．内容の一貫性は，整合性があり，矛盾がないことである．

②尊重：患者が看護師から独自の個別な人間として尊重されること．

これには，患者の力や自己決定権が尊重されること，患者の本当のニードが理解され満たされること，看護ケアの中に患者の好みや意見が反映されること，患者の都合が考慮されること，看護師が柔軟な態度で患者に接することなどが含まれる．

③知識・技術への確信：専門職としての看護師の技術や知識が適切に使われるだろうという期待．つまり，看護師の力量や能力が信用できると感じられること．

これには，適切な時に完全な情報が提供されること，安全で安楽な技術が提供されること，看護師の指導が信用できることなどが含まれる．

④安心感：確かな証拠がなくても，看護師が気づかい，すぐに対応してくれると感じられ，心配や不安がなくなって心が安らぐこと．何かあれば看護師が助けてくれるだろう，看護師がいるから大丈夫と感じられること．

これには，看護師と気持ちが共有できること，看護師に受け入れられていると感じられること，話をよく聞いてもらえること，看護師の心づかいが感じられること，見守られているという感覚などが含まれる．

⑤見通し：人生の価値や意義が実現される場としての未来が信頼できるという感覚．つまり，看護師の働きかけによって病気の経過や変化に対して明るい見通しを持てること．

これには患者が自分の可能性や望ましい変化を信じること，病気に立ち向かう勇気が持てることなどが含まれる．

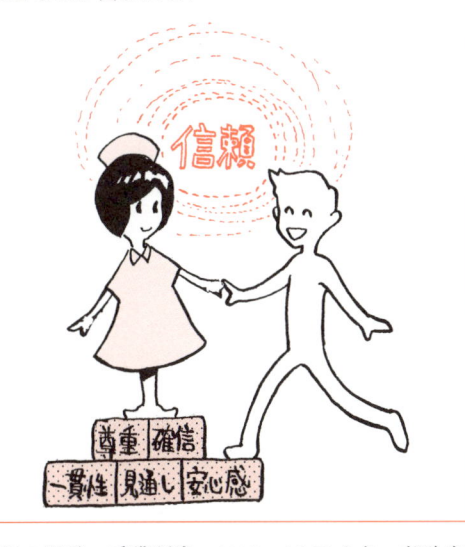

（岡谷恵子 (1995) Ns-Pt 関係における信頼を測定する質問紙の開発，看護研究　28(4)，36-37 より一部改変）

3 オレム看護論と看護過程の展開

I 看護過程の展開

　看護過程とは，看護師が看護実践を規則的にかつ系統的にアプローチするように意図された知的活動として定義づけられます．看護過程は科学的かつ問題解決的アプローチを看護実践において用いるための1つの方法であり，看護師と患者双方にとって特別な問題を扱うものです．そして看護においては患者だけが対象ではなく，状況によっては家族，地域であったりする場合があります．

　看護過程は，①情報の収集，②アセスメント，③問題の明確化（あるいは看護診断），④看護計画，⑤実施，⑥評価という側面から成り立ちます（図1.1）．ここでは，看護過程の中でも，看護診断を用いる場合ではなく，セルフケア上の問題を明確化する，という視点から展開してみます．

◆ 情報の収集

　ここでは，セルフケアへの影響要因として，年齢，性別，ソーシャルサポート，信念，社会，文化的オリエンテーション，身体・精神状態，日常生活パターンに関する情報をデータとして収集します．さらに，現在のセルフケアの状態，発病してから最もセルフケアがよかった時期のセルフケア，本人・家族がどのような生活に戻りたいのかを情報として収集していきます．

◆ アセスメント

　ここでは，なぜセルフケアが低下してしまったのか，またどのようなセルフケアが今後必要とされるのか，また実際，患者・家族がどの程度まで必要とされるセルフケアを実施できるのか，どのようなセルフケアの能力を学習する必要があるのかを考えていきます．

◆ 問題の明確化
ー セルフケアに関する看護上の問題を明確にする

　ここでは，データ収集とアセスメントをもとに，実際どのようなセルフケア上の問題があるのか，何が回復すればいいのかに焦点をあてます．そして，これまでの生活と今後の生活を本人の希望と家族の期待という側面から考え，どのようなセルフケア能力──知識，技能，意思決定，動機づけ，推測，エネルギーなど──の獲得が必要なのかを検討していくことになります．そして患者にとっての，長期目標，短期目標が設定され，看護ケア計画が展開されることになります．長期目標は，退院後，患者はどのようなセルフケアを行っていくのか，またどのような時に周囲からの支援を必要とするのかを表現することになり，短期目標は，長期目標を達成するためにさらに細かい目標を意味します．そして患者・家族からより豊かなこれまでの生活に関する情報が得られれば得られるほど，現実的に達成可能な長期目標や短期目標が設定されることになります．短期目標は2週間くらいで達成され，次の短期目標が設定されることになります．

看護計画

　そして，短期目標にそって，看護ケアが展開されることになります．そのケアは，どのようなケアを行うと短期目標を達成することができるのかという系統的なものである必要があります．また看護スタッフ間が一貫してこの計画を実施していくことが重要になります．この時，社会的関係，相互作用的関係，技術的関係を用いながら計画が実施されていくことになり，また患者にかわってセルフケアを行う，指導し，方向づける，身体的支持の提供，心理的支持の提供，発達を支持する環境の提供，教育という援助の方法を用いてケアを展開していくことになります．さらに単に，「これができないから補う」というだけではなく，どのようなセルフケアを身につけなければならないのかによって，全代償システム，一部代償システム，支持・教育システムを用いて援助を行っていくことになります．

実　　施

　看護計画にそってケアが展開されますが，この際，ケアの効果をみながら必要に応じて再アセスメントを行い，問題の明確化の修正を必要とする場合もあります．そして，短期目標がこの実施によって達成されているかを確認していく必要があります．

　実施は，援助関係を用いながら，上記の援助システム，援助の方法を用いて実施されていくことになりますが，さらにここで重要なことはスタッフが一貫して実施する，ということです．実施の方法がバラバラであれば，患者・家族は一貫して学習することが困難になります．また患者・家族の技術や知識の獲得もむずかしくなり，さらに一貫性のなさはスタッフへの信頼を低下させ，患者・家族のエネルギーの低下にもつながっていきます．

　また個別ケアで行うことにも限界がある場合があります．したがって，病棟でのケアプログラムとして常に実施されていることで，個別的なケアをしなくていい場合もでてきます．すなわち病棟でのケアプログラムと個別化された看護ケアの組み合わせで，実施をしていけばいいということになります．

評　価

　評価は，看護過程の最終的な段階ですが，計画された看護ケアが患者の目標を達成したのかを評価します．そして，時期を追いながらセルフケア上の問題の明確化，長期目標，短期目標の設定，実施へと看護ケアが展開されていくことになります．

アセスメント	1．データ収集 　　年齢，性別，健康状態（身体的・精神的），発達状態，これまでの日常生活スタイル，ソーシャルサポート，現在の治療と診断，患者・家族のおかれている状態と今後の希望 ＊患者・家族および患者にとっての今後の支援者と共に情報を収集する． 2．なぜ今の状態にいたったか，今後どのようなセルフケアが必要になるのかについて査定をする．
問題の明確化	3．2での査定をもとにセルフケア上の問題を明確化し，病院を退院してからの長期目標と，長期目標に対して今の病状に関した短期目標をたてる．
看護計画	4．短期目標を達成できるための看護ケアを計画する．
実　施	5．計画の実施，再アセスメントまたケア計画の見直し．
評　価	6．短期目標が達成されたか，長期目標が達成されているかを評価する．

II オレム看護論と看護過程の展開

ここでは，特にオレム理論を用いながら看護過程を展開する場合の注意点について述べます．

(1) 看護過程において，問題の明確化を行う際に，これまでの過去の生活と今後の生活を考えた上でのセルフケアの問題になります．セルフケアレベルは一般的に，一人でできないからという理由で低いと判定されがちですが，実際には，これまでやってきたセルフケアと，今後必要とされるセルフケアを考えて，長期・短期目標がたてられることになります．

(2) さらに，アセスメントする際の情報の収集においては，セルフケアの遂行に影響する要因に関してデータを収集します．すなわち，年齢，性別，これまでのおよび現在の健康状態，発達状態，セルフケアの状態，診断，治療，これまでの生活のパターン，ソーシャルサポートシステム，本人の希望と今後の希望をデータとして収集することになります．

(3) 次に，アセスメントをして，セルフケア上の問題点を明確にします．そして長期・短期目標をたてることになります．すなわち，どのようなセルフケアができると自宅で生活ができるのかについて考え（問題を絞る），目標をたてることになります．

長期目標は，退院後の生活におけるセルフケアに関する目標で，短期目標は，長期目標を達成するための目標です．ただし，ここで重要な点は，患者−看護師，および患者−家族−看護師が，相互に問題を確認しながら目標を考え，計画をたて，提示し，実際に行いながらそれを評価し，再度アセスメントを行うことです．

しかし，患者が援助形態の中で全代償システム（全介助）の場合には，看護師のほうで短期目標をたてていく場合が多くあります．さらに，援助形態が一部代

償システム（部分介助）から支持・教育システムの場合には，目標に対する看護計画の実施には看護師から患者・家族へとその責任が移っていきます．また，治療や病気の経過にともない，援助の形態はかわっていき，全代償システムから部分代償システム，さらに支持・教育システムへと援助形態がかわっていきます．

(4) 実際の**看護計画を実施**していく際には，**患者-看護師間**，**家族-看護師間**の信頼関係が必要となってきます．特に，患者-看護師間の信頼関係は，看護師および看護師間の一貫した態度，人としての尊重，知識・技術への確信，安心感，今後の治療の経過などに関する見通しの提供によって確立されていきます．これらの具体的な関係を相互作用および技術の提供などを通しながら確立していくことで，看護計画が実際に遂行され，評価されるといえます．

では，ここでは例を用いながら，セルフケアへの看護過程の展開について考えてみましょう．

事例展開　◆　単純性肥満の思春期の患者の場合

　Aさん（仮称）13歳，男性，単純性肥満，中学1年生．これまで肝障害になったことはありますが，すぐ改善しました．肥満にともなう糖代謝の異常はありません．身長158 cm，体重106 kg．今回は2回目の入院です．母親が学校から肥満を指摘され，教育を目的とし入院となりました．

　この患者さんにセルフケアを用いて看護過程を展開してみましょう．

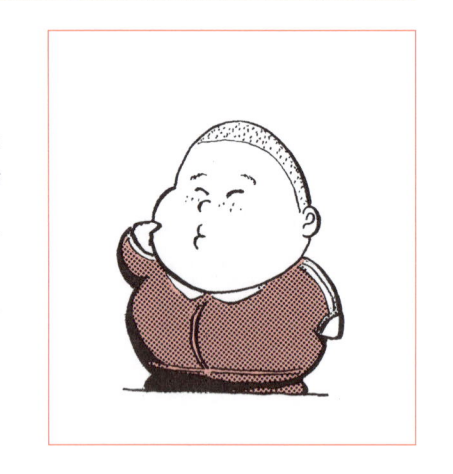

◆ 情報の収集

　まずこのAさんは，＜これまでどんなセルフケア＞をしてきたのでしょうか．＜これまでのセルフケア＞を普遍的セルフケア，発達的セルフケア，健康逸脱に関するセルフケアにそって，情報をとってみましょう．

これまでのセルフケア

　食事はお母さんがつくってくれてたから，それを食べてたけど．お母さんが遅かったら自分で卵焼きとか適当につくって食べて，家にあるお菓子食べて生活してた．学校？　行ってない．おもしろくないから．いじめられたわけではないけど……．学校に行かないときは，家で漫画読んだり，テレビみたりゴロゴロ．お風呂はお母さんがうるさいから入っていた．2日に1回くらいかな．クラブも特にしてなかったから入る必要もなかったけど．服とかはみんなお母さんがやってくれてたかな．夜はいつも遅く寝て，それまでテレビみたりしてて，朝はお母さんが先に仕事にいくから僕が起きたら誰もいない．学校行こうかな，と思うけど，しんどいからいいやと思って……．夜は2時くらいに寝て，起きたら朝10時すぎたりという感じかな．友達……？　小学校からの友達が一人いるかな．学校でもしゃべったりする人はいるよ．お母さんにはあんまり話さない．特に仲がいいという人はそんなにいないかな……．え？　自分の体重……．（少し笑って）重たい……．でもどうして体重が増えるかわかんない……．そんなに間食をしているわけで

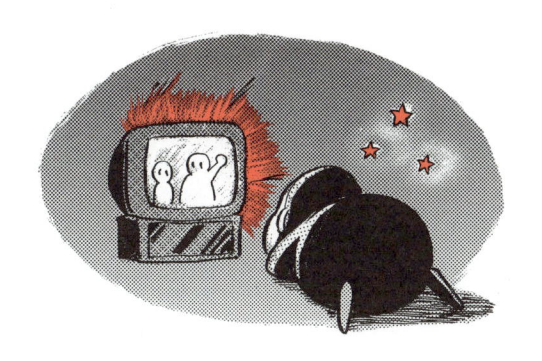

もないのに．退院しても特に何かやりたいことがあるわけじゃないから，特に早く退院したいとも思わないけど，いるのもしんどい．何もすることないから．

少しこのAさんの生活がみえてきましたね．では次にセルフケアに影響を与える要因<発達状態，健康状態，これまでの日常生活スタイル，現在の治療と診断，患者・家族のおかれている状態と今後の希望>について情報を収集してみましょう．

発達状態〜今後の希望

Aさんはお母さんとの二人暮らしです．本人が小学生の頃両親が離婚し，それ以後は母親と二人で生活しています．母親は仕事をしているので，朝7時に家をでて，午後7時頃戻ってきます．母はせめて標準体重まで体重を減らす必要があると思っていますが，どのようにそれをやったらよいかについては計画を持っていません．しかし，本人には協力的態度です．一方Aさん自身については，現在，少し反抗期にあり，母親が体重のこと，学校のことをいうと，「もう関係ないだろう！」，「いわなくてもわかってる！」と反発します．自宅では食事，洗濯，掃除などはすべて母親がやっていました．母親は近くに住む実母を頼りにしており，自分がやれない時には68歳の実母に頼んでいます．Aさんの健康状態は肥満と軽い肝障害以外は問題はありません．単純性肥満の診断は，全身状態の精査のあと，あらゆる病気を除外して最終的に残った診断です．

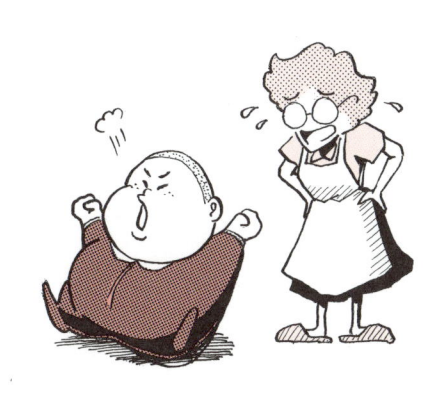

◆ アセスメントおよびセルフケア上の問題の明確化

　以上の情報から今回，どのようなセルフケア上の問題に焦点を絞る必要があるのか，についてアセスメントする必要があります．アセスメントは，＜なぜセルフケアがさがっているのか＞を述べ，それをもとに，問題が明確にされ，長期目標・短期目標をたてていくことになります．

　Aさんは，実際自分がとっているカロリーについて明らかでなく，また，生活と肥満との関係についてもほとんど関連して考えていません．しかし，これまでのセルフケアの様子から考えると，食事調整および活動と休息のバランスの低下が肥満を生んでいると考えられます．これらがアセスメントですが，セルフケア上の問題としては，食事調整，活動と休息のバランスの低下があげられます．

　そして，このアセスメントと問題の明確化をもとに，長期目標としては，
　　　退院後，食事調整，活動と休息のバランスがとれて，年齢に相応な学校および家庭での生活が送れる．

　さらに，長期目標を達成するために，短期目標としては，
　　①食事調整の方法を見いだす．
　　②活動と休息のバランスがとれるようになる．

ということになります．

◆ 看護計画

　では，これらの短期目標を満たしていくために，どのような看護計画をたてる必要があるのでしょうか．

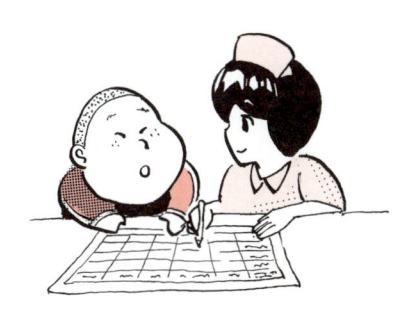

まず，短期目標①を満たしていくためには，

> 短期目標①に対する看護計画

(1) 現在の食事の実態について一緒に書き抜き，考えてみる．
(2) 入院中の食事摂取カロリーで体重がどのように変動していくか，その時の空腹感，食事行動について話し合う．
(3) 目標体重になるまで（今回は前回と同様 70 kg）どれくらい時間がかかるのか，また，体重がどのように変動していくのか，表を記載していく．
(4) 同様に体重の変動と共に1日の生活を書いてみながら，できるだけ学校に戻れる生活時間帯に戻していく．その際，一気にやらずに1日ごとに目標の覚醒時間，就寝時間を設け，次第に学校に行ける生活時間に戻していく．
(5) 体重が目標体重に近くなったら，自宅へ戻るための食事内容について話し合う．母親がつくってくれる場合もあるが，自分でつくる場合のメニューを一緒に考えてみる．そして，実際に一緒にやってみる．
(6) さらに，間食したくなった時の内容，回数，時間帯についても話し合う．どのような時間が体重には影響が少ないのか，どのような内容だと体重への影響が少ないかについて話し合い，実際にやってみる．
(7) 母親に来院してもらい，体重増加に影響するメニューなどについて数回に分けて知識の提供をはかる．一方，体重増加の目安と，どの時点で来院が必要かについて話し合う．

ということが短期目標①に対する看護計画となります．これらを実施するためには，受け持ち看護師が計画をたてたら，毎日チームの担当者が同じ計画を実施することが必要となってきます．

では次に短期目標②についてはどのような看護計画が必要でしょうか．

Aさんが学校に行かなくなった理由は，どうもいじめられるという内容よりは，朝起きるのが遅れてそのまま自宅にいてしまうことと，特に学校にいって楽しいことがないからのようです．そこで，

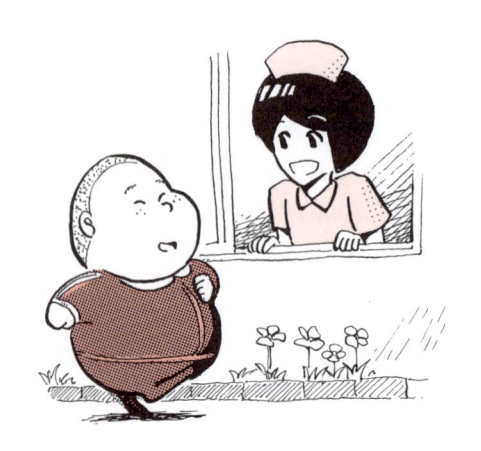

短期目標②に対する看護計画

(1) 入院中から体重増減表をみながら食事と同様，1日の生活時間について話し合いました．今日は何をして過ごすのか，訪問学級にいった後はどうやって過ごすのか，本人が楽しみでやれることは何なのか，体重減少に役にたつような活動で本人が好きそうなものはないだろうか，について一緒に計画をたてました．そして，朝起きる時間と夜寝る時間を少しずつ学校にいく時間にあわせ調整していきながら，最初は看護師が起こすけれど，次の週には自分で目覚まし時計を使ってやってみることになりました．体重減少に役立つような活動として，患者自身は散歩を選んだため，歩く歩数を毎日多くしながら，それができたらきちんとほめ，本人が努力していることを認めていくこととしました．

(2) 上記の(1)を実行するにあたり，どれ位の期間でそれぞれをやるのかを実際に表に書いて本人と話し合いました．そして下記のような方法で行うことにしました．

入　院	1週目	2週目	3週目	4週目
朝起きる時間，夜寝る時間を決め，実行．	→	自分で目覚まし時計で起きてみる．		→
1日の生活時間表をつくり，朝と夜にそれを看護師と振り返る．				→
散歩の歩数を少しずつあげていく．				→

(3) そして短期目標①と②の達成されていく中で，学校の養護教諭に患者と家族の了解を得て，これらの経過を伝え，今後の援助を依頼する．

　これらがAさんへの看護計画ですが，これを実行している際に修正部分がでてくるので，その都度細かい所を修正していくことになります．そして，これらの看護計画は，一部手をだしながら援助していく一部代償システムと，食事や活動などについての知識や情報を提供したり，本人がやれるセルフケアを選択し，決定するという支持・教育システムを用いながら援助をしていくことになります．

　さらに**看護師の役割**としては，
- 体重表や食事，活動との関連をみたり，体重に関連するセルフケアの実態について共に探索していく役割
- また一緒に食事内容やメニューを考えたり，活動のスケジュールを一緒に考えたり，日常生活に関する知識・情報を提供する役割
- さらに，いくつかの方法の中からAさんが最終的に選んでいくという自己決定を促す役割
- そしていくつかの方法を一緒にやってみるという日常生活を援助する役割
- さらに，やれたことを1つずつフィードバックしていく肯定的な承認者としての役割
- また体重減少にともない生活がかわる苦しさを共にする役割
- そして思春期の成長を助けるような環境を設定していく役割
- 患者のおかれている環境の中で社会資源を活用していく役割

がとられることになります．

　そして，さらに目標①，②をどれくらいの期間で遂行していくつもりなのかについて，患者の入院時，あるいは入院後1～2週間以内に患者，家族，医師，看護師とともに話し合っておくことも必要になってきます．

4

精神科看護における オレム看護論の 修正，適用

I 精神科看護における オレム看護論の修正の概要

1　オレム看護論の修正

　精神科領域においては，従来から統合失調症者の**日常生活上の援助**を主体に看護援助を行ってきましたが，**セルフケアへの援助**という言葉を使って看護師の援助が展開されるようになったのは，オレム・アンダーウッド理論が日本に紹介された1985年以降です．従来，精神科看護師が表現してきた「日常生活上の援助」と「セルフケアへの援助」は，援助の領域が食事，排泄，個人衛生，活動と休息のバランス，孤独と人とのつきあいのバランス，危険の予知にあることについては同じですが，「セルフケアへの援助」は，「日常生活上の援助」よりも援助者側が援助される側の個別性および調整の主体者としての自立性をより積極的に表現している点において異なります．

　アンダーウッドは，オレムの一般看護理論の中でもセルフケア欠如の理論が精神科看護の焦点化に役立つとしてセルフケア欠如の理論を修正し，稲岡らはこれを，**オレム・アンダーウッドモデル**と名づけました．オレムのセルフケア欠如の理論は，オレムの一般看護理論の中核です．

　アンダーウッドは，個人を生物的・心理的・社会的な存在であり，自分自身の健康を維持するための活動に責任を持っている存在と考え，セルフケアを，「個人の健康，安寧を維持するための自己決定を前提とした意図的な行動」と定義し，看護は患者の**自己決定能力**および**セルフケア行動**に働きかけることが目標であると述べています．

　アンダーウッドは，精神障害者がセルフケアを遂行するためのセルフケア能力として「自己決定能力」が最も重要であると述べ，この「自己決定能力」は，オレムのセルフケアへの過程である評価的操作，移行的操作をさし，「セルフケア行動」は生産的操作をさすとしています．すなわち，「自己決定能力」とは，「充足すべきセルフケア要素と充足するための方法を知り，どういうセルフケアを行っていくかについて，内省，判断，意思決定する能力」です．そして，「セルフケア行動」とは，「自己決定能力を用いて精神障害者がセルフケア要素を満たすために決定した行動を行うこと」です．

　この時，行動の決定は調整という方法で示され，調整は，自分自身への働きかけと自分以外の環境への働きかけをさします．さらに，評価的操作の段階に現れる**充足すべきセルフケア要素**とは，精神障害者の場合，普遍的セルフケア要件をさします．この**普遍的セルフケア領域におけるニード**は，病気，症状，治療によって人間誰しもが持つ共通の欲求であり，この欲求は

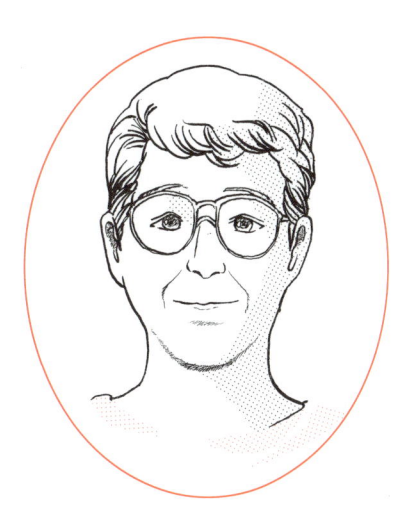

アンダーウッド先生

セルフケア上の目標を生みます．そして，評価的操作，移行的操作の段階は，普遍的セルフケア領域におけるニード，セルフケアへの目標，目標に対する行動の選択肢，行動の決定で示すことができます．図4.1 にオレム・アンダーウッドモデルを示します．

アンダーウッドは，オレムの普遍的セルフケア領域におけるニードに「個人衛生」を加え，精神障害者の場合は，発達的セルフケア領域におけるニードおよび健康逸脱に関するセルフケアの領域におけるニードは，普遍的セルフケア領域におけるニードにすべて現れると述べています．そして，アンダーウッドは，オレムの述べる普遍的セルフケア領域におけるニードの中でも，特に「空気」については，精神障害者の場合，問題が少ないことから，精神障害者の普遍的セルフケア領域におけるニードとして，空気・水・食物，排泄，個人衛生，活動と休息のバランス，孤独と人とのつきあいのバランス，生命・機能・健康に対する危険の予知を普遍的セルフケア領域におけるニードとしてあげています．

さらに，精神障害者の自己決定能力およびセルフケア行動に影響を与える因子には，年齢，性別，社会・文化的オリエンテーション，ソーシャルサポートシステム，ライフスタイル，精神状態を含む健康状態診断があり，これらは，**基本的条件づけの要因**と呼ばれています．この基本的条件づけの要因は単なるセルフケアへの影響要因ではなく，患者を理解する手がかりにもなります．

さらに，アンダーウッドは，患者を理解する手がかりとして，基本的条件づけの要因以外に**精神力動理論**を用いています．その中でも特に精神障害者の自我の能力，特に自我機能に注目しています．精神力動理論における自我とは，個人が自分の衝動を環境，特に幼小児期における重要他者との関係の中で育つ自己の調整機能であり，自分の中での無意識の衝動のつきあげおよびそれにともなって生じてくる不安，葛藤を処理するために，防衛機制，夢，中和化を行い，現実により現実的な形で対処することを助けます．もっと簡単に表現をすると，自我は，自分の中の衝動，欲求と外からの要求（社会的な常識や道徳などで**超自我**と呼ばれる）を調整する機能です．

この超自我は両親からのしつけをもとに自然と自分の中の規律として存在するようになり，人は成長するにつれて，自分の欲求を過度に抑制することなく，また，過度に欲求を満たすことに走りすぎることなく，自分の欲求と世の中の常識や社会的な決まりごとの範疇の間で自分の欲求をコントロールすることができるようになるのです．これが**自我の成長**と呼ばれるものです．

自我心理学者たちは，この自我の力を**自我機能**として分類しています．自我機能とは，

①自分が何を今しないといけないのかという現実吟味力
②自分の行動がどのような結果を生むかという自己の行動の予測と結果についての判断
③社会の中で自分に何が起こっているのかを感じる自己と外の世界についての現実感
④自分の考えの内容や考え方を示す思考過程，注意力・集中力・記憶力

があり，その結果として，

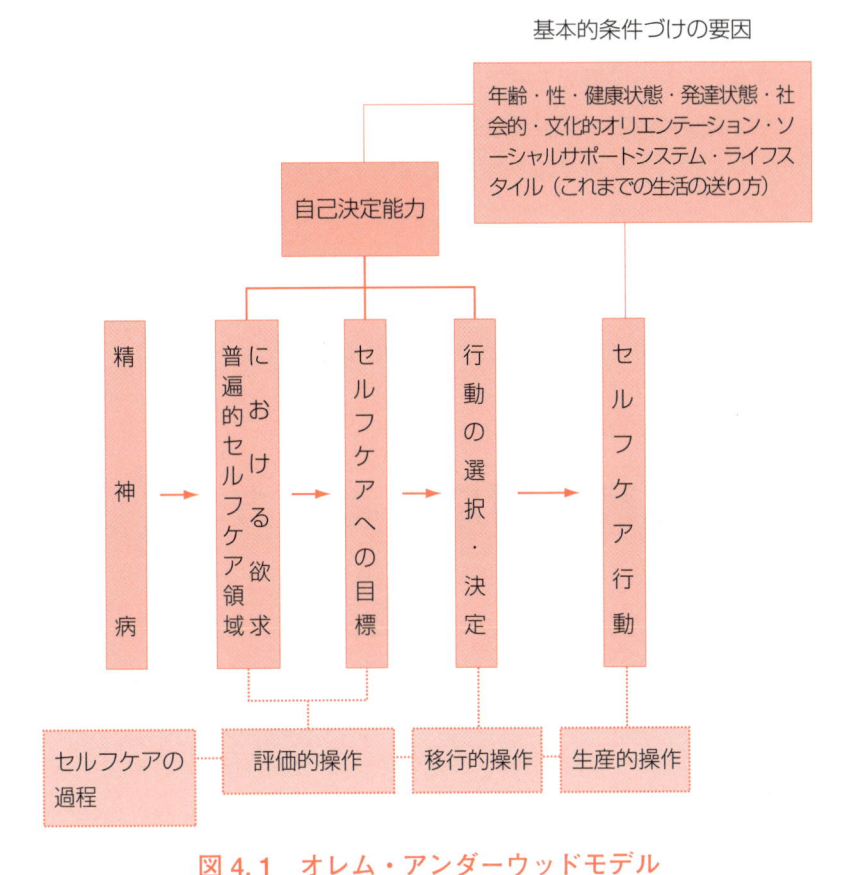

Ⅰ　精神科看護におけるオレム看護論の修正の概要　**51**

基本的条件づけの要因

年齢・性・健康状態・発達状態・社会的・文化的オリエンテーション・ソーシャルサポートシステム・ライフスタイル（これまでの生活の送り方）

自己決定能力

精神病 → 普遍的セルフケア領域における欲求 → セルフケアへの目標 → 行動の選択・決定 → セルフケア行動

セルフケアの過程　　評価的操作　　移行的操作　　生産的操作

図 4.1　オレム・アンダーウッドモデル
（Dr. Underwood の許可を得て宇佐美が図式化）

⑤学習ができるとか仕事ができるということを示す自律的な自我機能
⑥自分の中や外の刺激から自分を守る刺激防壁
⑦自分の中の欲求や情動・欲動をコントロールする情動・欲動のコントロールと調整
⑧不安が生じてきた際に無意識あるいは前意識のレベルで不安を処理する防衛機能（防衛機制）
⑨他者との親密で一定の距離を体験できる対象関係の力
⑩自分の環境を何とかコントロールできるであろうと感じることのできる支配−達成能力
⑪自我をリラックスさせることで，より状況に適応できるようにしていくための自我の適応的退行と進展
⑫自分の中の感情，価値，態度と行動を統合させることのできる総合−統合能力

をさします．精神障害者は，その疾患の特徴により，自我の脆弱性をもちますが，アンダーウッドは，看護はあくまでも患者の自己決定能力およびセルフケア行動に働きかけるのであり，自我の能力や自我の機能は看護師の働きかけの対象ではないことを強調しています．

日本において，このオレム・アンダーウッドモデルを用いてセルフケアの研究をしているものは多々みられますが，これらの研究の中で，精神障害者のセルフケアには，対象者の持つ背景として，年齢，性別，就労の有無，同居者の有無，ケアシステムに関連した要因として過去の入院期間，地域での生活期間，デイケア通所期間が，また，疾病に関連した因子として症状が，さらにソーシャルサポートネットワークが関連していることが明らかになってきています．また，セルフケア行動と自我機能の関連について，セルフケア行動の改善は自我機能の改善と相互補完的に作用することがわかってきています．すなわち，セルフケア行動に働きかけることが，結局は精神障害者の自我機能の改善につながるということです．

2　精神障害と対応の考え方

一方，アンダーウッドは，精神障害者を理解するために**ストレス脆弱性モデル**を用いて，精神疾患は生物学的，心理学的，社会的な要因が相互作用して発症すると考えています．つまり，精神疾患は脳内の化学伝達物質や脳室拡大などの器質的な要因があり，それがこれまでの発達の過程における心理的要因（家族との相互作用）や社会的要因（仕事をやめたいとか，転職したなど）との相互作用によって発症するという考え方です．そして，精神疾患にかかることで，人々は**身体機能および精神機能が低下するという障害**（impairment，機能障害．以後**インペアメント**と呼びます），次に身体機能および精神機能が低下するために**日常生活上の機能が低下するという障害**（disability，能力障害．以後**ディサビリティ**と呼びます），さらにそれが社会生活を送る際に不利になるという社会的不利（handicap，以後**ハンディキャップ**と呼びます）を持つようになります．

このようなそれぞれの状態においてはかかわり方が異なります．まず，急性期の状態では，ストレスを減らし，症状を服薬によってコントロールし，また症状の激しさは落ち着いてきたが病気の持つ特徴が日常生活を行いにくくさせているという次の段階（ディサビリティ）では，中等度くらいのストレスの中でセルフケアを改善していき，さらに社会にでていくにあたって病気によってもたらされた障害が大きく立ちはだかるという社会的不利（ハンディキャップ）の段階では，一人の社会的人間として普通に体験できることを体験しながら，本人のニードに基づいて生

段階	急性期	回復期	慢性期
障害	インペアメント 精神機能の低下 身体機能の低下	ディサビリティ 日常生活機能の低下	ハンディキャップ 社会における活動性の低下
中心的な対応	症状の軽減 および症状マネジメント	セルフケアの向上・改善	正常性，社会性の促進

活を豊かにしていけるような援助が必要になってきます．

そして，特に精神機能については，精神症状と病気の特徴を反映する精神状態の査定を用いることができます．

3　精神状態の査定，精神の健康度の把握，精神症状の評価

　精神症状の評価は，精神状態と診断にともなう症状の動きによって評価していきます．精神状態の査定（Mental States Examination）は，オレム・アンダーウッドモデルでは大変重要な側面です．精神状態の査定を下記のそれぞれの項目で行うことによって，現在どの程度看護ケアをすすめていけばいいのかが明らかになってきます．精神状態の査定の項目，すなわち①外見，②行動，③気分，④思考過程，⑤思考内容，⑥言語，⑦認識，⑧洞察と判断の項目において，1日の中での変動が強いかもしくは日常生活への支障が強い場合には，重度，1‐2日ごとの変動もしくは日常生活への支障がまあまあある場合には中等度，また3日‐1週間安定しているか，もしくは日常生活への支障が軽い場合には軽度と判定します．重度の場合には，ストレスや刺激を減らし（あるいは物理的に距離をおき），向精神薬を活用し，セルフケアは保護的に関わっていきます．また中等度の場合には，基本的にリハビリテーションを促進していきますが，いい日にはセルフケアを促進し，悪い日にはセルフケアに対し保護的に関わっていきます．また中等度においては，様々な対処方法が症状のコントロールに活用できます．さらに軽度の際には，新しいことを一つ行い，それで3日‐1週間の安定がみられたら，さらにやりたいことを一つ追加するというセルフケアを拡大していくことができます．これが精神状態とセルフケアとの関連についての基本的な考え方です．

　精神状態の査定は，①外見では，様態，診察者に対する態度にわけてみていきます．姿勢は，身のこなし，着衣，身だしなみに反映されて伝わってくるものです．また「あなたは自分の外見をどう表現なさいますか」と質問をして判断していくことになります．また診察者に対する態度では，協力的か友好的か注意深いのか，という視点からみていくことになります．

　また②の行動では，活動レベル，振戦，常同性，微笑み，アイコンタクト，話し方について質的，量的に判断していきます．具体的にはずっと動きっぱなしなのか，無意味な動きが多いのか，どれくらいの時間続くのかを観察していきます．そして③の気分では，気分の不安定さ，状況に適切に気分が表現されているのか，気分の強さ（落ち込みや死にたい気持ちや多幸感など）を観察していくことになります．さらに④の思考過程では，話が論理的で筋が通っているのか，非論理的なのかを観察していきますが，これは言葉を新しく作ったり（言語新作），言葉を組み合わせたり（言語連合）などで観察できます．さらに話す割合やリズムによっても，考えがどの程度まとめられて話されているのかがわかってきます．⑤思考内容は，人が実際に考えている内容を意

味し，妄想，強迫観念，自殺念慮，幻覚などの内容とその強さによって表現されます．またその内容によって患者が1日中生活しているのかどうかで，強さは表現されます．⑥の言語では，言葉が理解できやすいか，流暢であるか，反復が多いのか，すぐ名前をつけたりするのか（ネーミング）や書いた文字の読みやすさでその障害の強さを表現していくことになります．⑦の認識では，現実見当識，記憶力，注意力と集中力，文化的情報，抽象的思考などによって観察することができます．現実見当識では，日時，場所，人物がわかるかどうか，それが1日中続いているかで判断でき，記憶力は，遠隔記憶，近時過去記憶，近時記憶，即時記憶と想起にわけられ，遠隔記憶では，子供の頃の記憶があるかどうか，近時過去記憶では，過去数か月の重要なニュースなどを覚えているか，近時記憶では，患者の食欲や昨日食べた夕食のことを覚えているかどうかなどで確認できます．さらに即時記憶と想起では，6つの数字を前から復唱してもらったり，後ろから逆に表現してもらうことで確認することができます．注意力と集中力では，計算や読み書きなどに集中していられるか，どれくらい集中していられるのか，人の話を聞いていられるかなど，その時間の長さによって強さを判断していくことになります．また文化的な情報では，最近のニュースを関心を持って聞くことができるのか，どのように解釈しているのか，という視点から観察していくことになりますし，抽象的思考ではことわざや抽象的な表現を理解できるか，どの程度理解できるのかによってその強さを表現していきます．さらに⑧洞察と判断では，自分がどのような行動をとったらいいのか，行動の予測やその行動の結果を振り返ったり考えたりできるのかで，障害の強さを考えていきます（表4.1）．

以上が精神状態の査定ですが，どのような診断がつこうとも，上記の精神状態の査定によってセルフケアへの看護ケアやリハビリテーションの促進・維持を考えていくことになります．

さらにその人の健康的な側面を把握するため，精神の健康度の把握を行います（Mental Health Assessment（M.H.A））．健康度の把握は次のような側面から行います．

①現在の問題：何が問題で，いつ始まり，何が起こったのか，そして状態はよくなっているのか悪くなっているのか，②精神科既往歴：過去の精神疾患が始まった時期，治療を受けた期間，受けた治療，治療者との関係性，前の診断と現在の診断，精神科薬物治療の内容と量，③成長発達歴：言語の開始，歩き始めた時期，話し始めた時期，排尿，排便の自立，重要他者との関係，愛着関係，出産状況，トイレットトレーニングの状況，友人関係，④薬物依存：抗不安薬やかぜ薬，非合法的な薬物への依存，⑤既往歴：身体的な病気や治療歴，⑥家族歴および家族の精神科既往歴，⑦家族の遺伝，⑧犯罪歴，⑨教育歴，⑩仲間関係，⑪これまでの虐待（身体的・性的・ネグレクト）の有無，⑫地域社会への参加の程度，⑬自殺や危険性のリスク評価，⑭強さ，ストレス，その対処に関するアセスメント，⑮親子関係のアセスメント，⑯子どもの気質：のんびりしている，気むずかしい，食生活や睡眠のパターン，感情の激しさ，宗教的なつながり，小児科医・精神医療の提供者や学校からの付随的なレポートなどを通し，これまでの患者の生育史における弱い部分と健康的な強い側面を査定します．

次に精神症状の評価について述べたいと思います．精神症状の評価については，研究としては

既存の評価スケールが多々存在しているが，ここではDSM-Ⅳ-TRにそった症状を紹介します．

DSM-Ⅳ-TRは症状だけではなく，精神病を持つ人々を心理社会的側面からもとらえようとしている多軸診断です．第一軸は精神疾患例えば統合失調症，躁鬱病などの症状を記載し，第二軸は人格障害や精神遅滞の存在，また人格傾向や自我の特徴などがここに表現されます．主診断は第一軸と第二軸で行われることになります．さらに第三軸は身体疾患あるいは状態を示し，身体疾患がある場合にここに記載することになります．また第四軸は心理社会的および環境的問題，例えば患者の生活における現在のストレス（離婚，配偶者の死など）が記載されることになります．さらに第五軸は機能の全体的評定（global assessment of functioning, GAF）にそって，患者の社会的・職業的・心理的機能の最高水準を点数化することになります．この時，現在の評価以前の12か月が評価の対象となります．DSM-Ⅳ-TRを使うと，第一軸　統合失調症，第二軸　境界性人格障害，第三軸　高血圧症，第四軸　心理社会的問題　母の死，第五軸　現在の全体的機能評定30，というように表現されます．そしてさらに第一軸あるいは第二軸の診断にそってでてきている症状の有無を確認していくことになります．

4　精神力動

さらに薬物療法によって2週間たっても症状が軽減しないような場合，また入院のきっかけとなった症状や問題行動が軽減しない場合には，上記の精神状態の査定，症状の評価だけではなく，精神力動を考えていきます．過去，重要他者との関係で，どのような思いをしてきたのか，どのような行動が学習されてきたのか，実際の自我はどれくらい機能しているのか，どのような他者との関係で症状が悪化するのかを考えながら，看護ケアを組み立てていくことになります．多くのケースは精神力動を常に考える必要はありませんが，症状の軽減がない，問題行動が軽減しないような場合には，精神力動を考えながらケアを展開していきます．

近年，精神力動理論においては，宇佐美はPAS理論（psychoanalytic systems approach, PAS：精神分析的システムズ理論，小谷英文博士開発）に注目し，PAS理論を用いて患者理解を行いオレム・アンダーウッドモデルの展開を実施しています．

PAS理論における患者理解は，患者の無意識，前意識の衝動や欲求をエネルギーに変え，衝動や欲求を願望へ，願望を意思へ，意思を行動へと移す人格の機能が示され，患者のエネルギーに焦点をあてながら介入を行うことで患者の人格の変容を促進することが示されています．宇佐美は，セルフケアを展開する上で衝動や欲求のエネルギーに焦点を当てながら介入を行うことで，セルフケアをより推進できることを示しています（PAS理論については章末文献7）を参照）．

Ⅱ オレム・アンダーウッドモデルを用いた看護過程を展開するにあたっての基礎的項目

　では次に,オレム・アンダーウッドモデルを用いた看護過程を展開するにあたっての具体的な視点について考えてみましょう.

1　情報の収集

データ収集としては，下記のような視点で情報を収集します．

1）対象者の背景

　ここでは，年齢，性別，過去の就労や現在の就労の有無，同居の有無と同居にともなう生活パターンについて情報を収集していきます．これらは患者が今後どのようなペースで就労をしていったらいいのか（希望がある場合），また実際どれくらい働くことが可能なのかを考えていく際に役立っていきます．過去の就労の経験があればあるほど社会性が高く，対人機能や職業的機能も良好であるといわれています．また同居の有無についても，同居者の方が単身生活者よりセルフケアが低いといわれていますし，ここでは同居者が実際，どのようなセルフケアへの援助をしているのかを確認していくことが重要です．

2）健康状態（身体状態，精神状態）・発達状態に関すること，これまでの病気の経過

　現在どの程度の精神状態なのか，どのような症状があるのか，症状の強さはどれくらいなのか，過去に発病した経験があればどれくらいの精神状態および症状でおさまっていたのかを情報として収集していきます．またどのような薬がきいていたのか，どのような薬が本人はいやだったのかを確認していきます．この精神状態の査定の一覧を表4.1に示します．
　さらに患者自身の成長発達の過程は今どのような時期にあるのかを，エリクソンの成長発達にともなう課題にそって考えていきます．

3）これまでの日常生活

　ここでは患者が食事，排泄，活動と休息のバランス，孤独と人とのつきあいのバランスなどにおいて，どのような生活を送ってきたのかをたずねます．これまでの生活の仕方が入院してからのセルフケア上の目標になってきます．

4）本人を支えるソーシャルサポートネットワークの広がりと関係の程度，本人自身が認知する人の支え

　ソーシャルサポートネットワークとは，患者がどのような人々から情緒的（相談したい時に話しを聞いてくれる，甘えたい時に甘えられる），物理的（金銭や発熱した時に食事を運んでくれるなど）サポートを得ていて，それに満足しているのかをさします．本人が認知するサポートと周囲が提供していると感じるサポートはしばしば異なります．ここでは客観的なサポートよりもむしろ本人がサポートをどのように感じているのかを重要視します．また精神障害者のソーシャルサポートの研究では，精神障害者のソーシャルサポートは4～5人で，その構成メンバーは家族がほとんどである，といわれています．また一方では地域での生活期間が長いほど，様々な人々がソーシャルサポートネットワークに含まれ，必要に応じて本人が活用できていることが明らかになってきています．しかしその一方で本人がサポートと感じていなくても，家族や同居者からのサポートは患者の陰性症状を改善することも指摘されてきています．すなわち患者の持つソーシャルサポートネットワークは，患者の精神状態や症状を反映したり，軽減するのに役立つということが明らかになってきています．

5）現在の治療，患者・家族のおかれている状態と今後の希望

　ここでは患者の今受けている治療，患者・家族がどうしたいと思っているかが記載されます．

6）現在のセルフケアの状態

　アンダーウッドはセルフケアの状態をみる1つの方法として図4.2のようなものをあげています．各普遍的セルフケア要件についてレベルの査定を行い，セルフケアの査定，長期・短期目標，看護計画へと向かうことを示す記録用紙です．
　これらは，セルフケア状態を記録し，査定から看護計画までの一連の過程としての1つの例です．査定では，＜今のセルフケアの状態がなぜそうなのか＞についてアセスメントし，＜今後どのようなセルフケアの状態になればいいのかを本人・家族の希望をいれながら査定＞を行い，退院後のセルフケアの目標，すなわち，長期目標をたてて，ついで長期目標を達成するために短期目標をたてながら，セルフケア上の問題をさらに絞ることになります．

表 4.1 精神状態の査定の一覧表（M.S.E）

（1）外　見	見かけの年齢 表情 栄養 衛生 服装 髪型 　　など
（2）行　動	活動レベル 振戦 常同性 微笑み アイコンタクト 話し方 　　など
（3）気　分	不安定さ 適切さ 強さ 　　など
（4）思考過程	言語連合 話す割合とリズム 　　など
（5）思考内容	妄想 強迫観念 自殺念慮 幻覚 　　など
（6）言　語	理解 流暢さ 反復 ネーミング 読み書き 　　など
（7）認　識	現実見当識 記憶力 注意力と集中力 文化的情報 抽象的思考 　　など
（8）洞察と判断	洞察 判断力

図 4.2 記録用紙の例

普遍的セルフケア要件および援助形態	レベル1（全代償システム）	レベル2（一部代償システム）	レベル3（支持・教育システム）	コメント
1）空気・水・食物				
2）排泄				
3）個人衛生				
4）活動と休息のバランス				
5）孤独と人とのつきあいのバランス				
6）危険の予知（自分を守る能力）				

＜アセスメント＞

＜セルフケア上の問題の明確化および長期目標・短期目標＞

＜看護計画＞

2　アセスメント

　ここでは上記の情報をもとに，＜なぜ患者の症状が悪化したのか＞を中心に考えていくところです．そして＜どのような精神状態および症状が患者の今のセルフケアを低下させているのか＞を記載するところです．

3　問題の明確化

　ここではアセスメントをもとに，入院中，どこに焦点をあててケアを展開していくのか，どこに帰るのか，患者・家族はどうしたいと思っているのか，入院前の過去のセルフケアはどれくらいだったのかを明らかにし，長期目標・短期目標を設定していきます．

4　看護計画および実施，評価

　そして，短期目標を達成するための看護計画をたてますが，その時，急性期，回復期，慢性期の患者さんへのケアの方法を知っておくことが必要になります．さらに，計画を遂行しながらそれが短期目標を達成できなければ，再アセスメントを行い，セルフケア上の問題の明確化，長期・短期目標をたてることになり，次の看護計画を実施することになります．

　急性期では，いち早く症状を軽減し，精神状態の回復を促し，セルフケアを改善することが重要になっていきます．しかしここでは病気によって対応の仕方が異なります．

　統合失調症では，薬物治療は何が行われているのか，その効果，副作用を1日の中で頻回にチェックしながら，刺激を減らし，患者が安心して休める環境を整え，セルフケアができない部分は全代償あるいは一部代償的に援助をしていくことになります．ここでは日々の過ごし方の決定を本人にゆだねるよりはこちらが決定をする場面もみられます．また水分出納を確認しながら便秘や口渇などを改善したり副作用への対処を行ったり，副作用の種類によっては（遅発性ジスキネジアなど）薬をストップしてもらうことも重要になってきます．また患者だけでなく，家族も疲労している時期になるので，休養を積極的にとってもらったり，患者の入院にいたるまでの大変さや自宅でケアしていた大変さを共有していく時期です．さらに患者のとっている言動が症状からきていることを伝えていく時期でもあります．

また回復期になると精神状態の査定は中等度になってきます．症状も軽減しつつ，現実的な会話がある時間できるようになり，患者自身が疲労感を訴えたり休養をほしがったりする時期です．この時期にはセルフケアを促進する部分と，急性期と同じように部分的に代償するケア場面もみられます．しかし中等度ですから，病棟で心理教育などをプログラムとして持っていればそれに参加してもらうことも可能になってきます．そして同時に家族にも心理教育のプログラムに参加してもらいながら，患者の病気や症状，今後の生活の仕方への理解を求めていくことになっていきます．

　さらに慢性期になると，精神状態は軽度になり，より積極的に必要とされるセルフケアを獲得したり，リハビリテーション（活動療法や生活技能訓練など）を積極的にすすめていく時期になります．この時期には，教育的かつ支持的に本人のやれることを評価したり，励ましたりしていく時期になります．そして積極的に退院準備をすることになります．ここでは患者，家族ともども外泊訓練や外出を行いながら，自宅でどのようにお互いが協力しあって生活できるのかをともに話し合い，修正したり訓練をしていく時期になっていきます．また患者同士のネットワークを意図的に発達させていく時期でもあります．

　全体的には上記のようなかかわりですが，個別的により具体化してケアが展開されていくことになります．

　さらにこれまでの宇佐美らの調査では，患者が退院後自宅での生活をできるだけ長く過ごせるために，早期に患者，家族との関係をつくること，患者の退院後の生活について具体的にイメージできること，患者の安定したセルフケアを把握することが必要であることがわかりつつあります．

　在院日数が短縮されつつあるが，患者の病院への回転ドア現象を抑制し，地域生活を安定させるためには，上記のかかわりが入院直後から必要であるといえます．

III オレム・アンダーウッドモデルを活かすケアシステム

1　セルフケアごとへの援助

　どんなに理論やモデルが存在しても，それを活かすケアシステムが存在しなければモデルを用いた実践は困難です．一人の看護師がセルフケアのことやモデルを理解していても，病棟の看護師が実践できなければ困難です．したがって，ここでは，看護師がセルフケアへの援助にそって訓練しやすいようなケアシステムについてふれてみたいと考えます．

　もっともスタッフが実践しやすいのは，全介助，部分介助，支持・教育のそれぞれの患者さんが集まった部屋あるいはブロックをつくり，それを受け持てるようにしておくことです．セルフケアの段階ごとに援助しやすく，援助方法としても獲得しやすいということがあります．ただし，この時には全介助の段階における自己決定の促しや代理行為，また，どのような援助過程を用いると部分介助に移れるのかを，きちんと理解しながら援助を行えることが必要です．また，部分介助のブロックでも同じです．部分介助の場合には，どのようなセルフケアへの援助をしていくことが必要なのか，さらに，支持・教育のブロックにおいても，どのような心理教育，スキルトレーニングが必要なのかを査定しながら，ケアの内容に含まれていることが必要になってきます．

　例えば，Aブロックは6人の全介助の患者さんの集まりで，セルフケアが上がるごとに別のブロックに移れますが，看護師は全介助の患者さんを援助し続けるということになります．これは新人看護師にはよい方法です．しかし，その一方で，患者さんのセルフケアの回復過程にあった援助を見通す人がいないということになり，また，見通せるような看護師の力も培うことができないということになります．したがって，この欠点を受け持ち制とブロック制（チーム制）の併用ということで補うこともあります．つまり，自分はこの1か月は全介助の患者さんを援助し続けるけれども，受け持ちの患者さんについては入院時からアセスメントし，ケアプランをたて，セルフケアの回復過程を見通しながらプランをかえていく，ということになります．しかし，患者さん方の援助はブロックごとに提供されるわけです．だから受け持ち看護師としては，患者さんが自分の生活にあわせて理解しているか，不足していることはないかを確認しておけばよいということになります．この方法は新人の看護師が多い時などには有効にケアを進めていくことが可能になります．

　セルフケアへの援助過程は個別ですが，患者さんに応じた個別的なケアと集団としてのケア・プログラムをどのように組み合わせて実施するのかが，援助の成果を決めていきます．

　一方，上記のようなケアシステムではなく，受け持ち制の場合はどうでしょうか．看護師はいつもすべての患者さんにケアを提供しなければと思いがちです．しかし，セルフケアが支持・教育の段階においては，むしろ病棟のプログラムが充実していることが必要で，必ずしも個別的なアプローチが必要というわけではない場合もあります．ただし，精神障害者の場合には，生活，症状の個別性が強いので，常に個別の患者さんにどのように適用できるのか注意しながら受け持

ち看護師がケアを展開していくことが必要になってきます．

また，受け持ち制の場合には，受け持ち看護師がたてたケアプランは他の人が必ず実施するということが必要です．また，プランを書き換える場合にも受け持ち看護師が書き換えることが必要です．そうでなければ成果はみえてこないということになります．

セルフケアへの援助は，患者の個別な性格，生活に応じた援助ですから，どのような臨床能力をもった看護スタッフや医療者がケアしているかが，援助の方向性や成果を決めていくことにつながっていきます．

2　援助の時期

さらに近年では，診療報酬改定の中に，急性期治療病棟が含まれるようになり，急性期の患者さんが入院後3か月以内に退院されるようになってきています．そうなると余計にいつセルフケアへの援助の計画をたてるのか，いつ見直すのか，情報をいつ収集するのか，また病棟自体が持つプログラムをどのような時期にどのように組み込んでいくのかが重要になってきます．さらに，家族の役割も重要視されるようになり，家族への働きかけがセルフケアに応じた患者個々への働きかけと同時に行われていくことが重要になってきます．どのような時期にどのような援助をしていくかは，基本的には患者さんの回復の過程によって異なっていますが，1つの例を表4.2に示します．

3　セルフケアへの支援とケースマネジメント（ケア・マネジメント）

近年では，精神障害者の地域生活を促進するため，ケースマネジメント（ケア・マネジメント）が促進されるようになり，特に病状の重い（GAF40以下，二重診断をもったり，1年間の中で何度も入退院をくりかえす患者）患者に対しては，アサーテイブ・コミュニテイ・トリートメント（Assertive Community Treatment, ACT）が実施されるようになってきています．

ケア・マネジメントとは，精神障害者のニーズに応じて提供される地域生活支援システムですが，提供される期間が限られていたり，精神障害者が地域での生活をはじめてからの看護スタッフによる訪問回数が減ることから，精神障害者の再燃率の増加が指摘され，入退院を繰りかえす精神障害者に対しては，ACTが提供されるようになってきました．ACTは1960年代後半にStein, Testらによってウイスコンシン州マディソン市で開始されましたが，院内でのリハビリテーションが地域で役にたたないこと，回復過程の個人の特徴に応じたケアが提供できないこと，個人が

表 4.2 急性期病棟，急性期治療病棟での援助の例

	入院時	1週間	2週間	3週間	4週間	5週間	6週間	7週間
患者のセルフケアへの援助	セルフケアの査定 目標・プランの設定		1週間ごとの見直し →					
	・生活時間の流れの提供 ・刺激の調整 ・服薬の作用・副作用の確認と対処 ・安全感・安心感の提供			患者への心理教育		少しずつ刺激を高めていく（散歩，外出，外泊など）	＜リハビリテーション＞ スキルトレーニングへの参加	
	・補完的なセルフケアへの援助		部分的にセルフケアを援助する			患者のネットワークを広げていく 獲得されたセルフケアの支持，また修復されるべきセルフケアについての教育		
			個別のケア →					
家族への援助	情報収集＋危機介入	家族へのサポートと情報の提供（定期的に会う，家族へどうセルフケアの援助ができるのかをみきわめる）＋家族への心理教育						
チーム（医療者，患者，家族）	入院時治療・看護契約	今後の方針・現在の経過とケアの説明 家族・患者の希望（1〜2週間ごとのチームミーティング）の確認と退院後必要な治療，セルフケア，家族の支援について話し合う						

必要とするケアの提供において，誰も責任をとっていないことが，精神障害者の回転ドア現象として問題点が指摘されました．そこで1972年にこれまでの欠点を踏まえた上で，Training in Community Living（TCL）が新しいプログラムとして開始され，これが現在のACTモデルへと発展しました．ACTとは，地域における精神障害者のニーズに応じた柔軟なサービスを24時間，365日間，必要に応じて提供し，危機介入にも対応し，多職種によるチームアプローチを提供するものです．ACTでは，薬物の処方，病気と服薬管理の支援，支持的精神療法，危機介入，入院期間中の継続支援，住居サービス，日常生活支援，身体的健康に関する支援，経済的サービスに関する支援，就労支援，家族支援，社会的ネットワークの回復と維持のための支援を提供します

(西尾，p.32，2004)．ACT における無作為抽出法による多くの研究では，ACT を実施した介入群は，対照群に比べ，再入院率，再燃率の低下，在院期間の減少，障害者の日常生活の満足度が高まることが報告されています．また ACT に関する研究をもとに，海外においては ACT に関する National standard が存在し，standard にそいながら，ACT が実践されてきています．そして，そこでは GAF40 以下，統合失調症もしくは気分障害，二重診断，再入院1年間に2回以上などの基準をもつ対象者に ACT が実施されています．さらに介入の基準として Fidelity scale をもちい，行っている ACT が基準に即しているかどうかを判断することとなっています．

　さらに日本においては長期入院の患者への退院生活支援が促進されるようになってきましたが，その支援のためのケア・パッケージが近年注目され，患者のセルフケアを促進するためどのような支援内容が必要なのかが紹介されるようになってきています．特に長期入院患者のセルフケアを促進する際には，どのような生活の場で患者自身が生活したいと考えているのか，またそこでの生活に必要なスキルやセルフケア，そして危機的な状況においての相談の場所，患者同士のグループによるサポートなどがセルフケアを促進するために必要な条件になってきています．

4　セルフケアへの支援と退院支援クリニカルパス

　海外において，マネジド・ケア[*1]や疾病管理[*2]の医療への導入は，医療費を削減し，精神障害者の短期入院，地域での生活を促進し，クリニカルパスを発達させました．日本では厚生労働省が，精神病院の機能分化，精神障害者の短期入院の促進，病床数の削減による精神障害者の地域生活の促進を試みようとし，ケースマネジメントや訪問看護を推進しています．ここでは，①急性期治療病棟に入院した精神障害者のセルフケアへの支援と退院支援に関するクリニカルパス，②入院が3か月以上になりはじめた患者・家族のセルフケアへの支援と退院支援クリニカルパスを紹介します．

1）急性期治療病棟に入院した精神障害者のセルフケアへの支援と退院支援に関するクリニカルパス

　これまでの研究において，再入院，再発・再燃に関する要因として，治療に関する要因(服薬・外来受診の中断)，患者のセルフケアに関する要因（症状管理ができない，活動と休息のバランスがとれない，人とのつきあいに関するバランスがとれない），家族に関する要因（家族が症状悪化の兆候に気づけない），地域生活支援の不足があげられています[1-2]．海外においては，急性期は入院後1-2日，安定期3-9日，回復期10-13日，退院期14日以上として分類されていることが多くなっています[3]．しかし日本においては，急性期の段階での薬物治療の展開が異なり，ケー

[*1] マネジド・ケア（managed care）　医療費の高騰によって行われた医療の質を確保しつつコストを節約する支払制度．
[*2] 疾病管理（disease management）　病気の治療手順をエビデンスにそって示した管理方法．

ス・マネージメントが不足し，退院後の多職種のかかわりの限界，診療報酬における病院の収益が入院後3か月以内の退院，で設定されていることから，海外のパスをそのまま日本の精神医療に導入するには限界があります．そこで，個別性による差はあるものの，急性期を入院時から2-3週間，安定期を4-5週間，回復期を6-8週間，退院期を9週間以上と設定し，急性期ケア・プロトコールを作成し，ケアを実施し，その評価を行ってみました．急性期ケア・プロトコールの実施前と実施後の地域での生活期間に若干の差はみられましたが，有意差はみられませんでした．しかしケア・プロトコール実施群に患者および家族のケア満足度に差がみられ[4]，入院中の入院期間は医療者の意識との関連がみられていました．またプロトコール実施前と実施後の患者の病状およびセルフケアに差はみられませんでしたが，患者の地域での生活期間の長さは，家族の患者の病状への対処能力，家族がサポート・ネットワークを有していること，セルフケアにおける患者の服薬・症状管理の力，病状において衝動的な行動が少ない，ことが関連していました[5]．これらの結果をもとにクリニカルパスを作成しました（付録2　図1）．

2）入院が3か月以上になりはじめた患者・家族のセルフケアへの支援と退院支援クリニカルパス

　上記の急性期治療病棟に入院した精神障害者への退院支援に関するクリニカルパスを実施していて，入院が3か月以上になりはじめた場合，アセスメントが適切なのかどうかを再度確認し，患者の帰る場への家庭訪問を患者と実施し，患者の生活の場での患者の生活の仕方と家族との相互作用において何が支障になっているのか，家族の抵抗，患者自身に必要なセルフケアの再獲得，地域支援体制の強化を加えパスを展開していくことが必要になってきます．（付録2　図2）．

〔4 セルフケアへの支援と退院支援クリニカルパス
研究協力者：岡田　俊（京都大学医学部附属病院）
樺島　啓吉・矢野　千里（菊陽病院）〕

引用・参考文献

1) 宇佐美しおり，岡田俊（2003）精神障害者の地域生活を維持・促進させる急性期治療病棟における看護ケア-急性期ケアプロトコールの開発をめざして，看護研究 36（6），493-504
2) 宇佐美しおり（2002）精神障害者の地域生活促進と再発防止に関連した急性期ケアプロトコールの開発，平成12-14年度文部科学省研究費，基盤研究(C)報告書
3) パトリシア C. ダイクス編，末安民生，伊藤弘人ほか訳（2000）精神科クリニカルパス，医学書院
4) 宇佐美しおり（2006）精神障害者へのICMモデルの開発に関する予備的調査，熊本大学医学部保健学科紀要，第2号
5) Preston, N. J.（2000）Predicting community survival in early psychosis and schizophrenia populations after receiving intensive case management, Australian and New Zealand Journal of Psychiatry, 34（1），122-128
6) 精神科医療情報総合サイト「e-らぽ〜る」http://www.e-rapport.jp/index.html
7) 小谷英文編著（1993）ガイダンスとカウンセリング，p.85-103，北樹出版

5

事例の展開

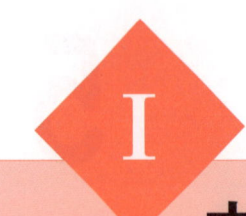

I オレムの看護モデルを用いた看護過程の展開

　では，まずオレムの看護モデルを用いた看護過程の展開を，事例を通して考えてみましょう．

【事例展開 1】 成人期（慢性）看護の事例

糖尿病の自己管理がうまくいかないサラリーマンへの援助

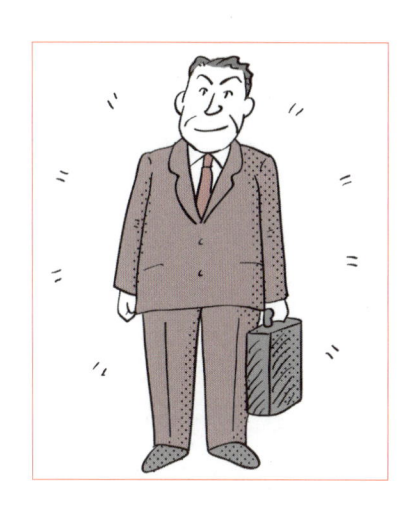

◆ 情報の収集

対象者の背景

　Bさんは48歳の男性です．身長174 cm，体重78 kgとかなり太めの体格で，早口でしゃべり，動作もテキパキしており，エネルギッシュな印象のする方です。身だしなみもきちんと気配りされ，仕事のできる印象を与える方です．

健康状態

　Bさんは一昨年から喉が渇きやすくなり尿量の多さに気づいていましたが，多忙さにまかせてそのまま放置していました．昨年の勤務先の健康診断で血糖値が高いことから，精密検査を受けたところ糖尿病と診断されました．現在まで，近くの内科医院で2週間に1回の通院治療を受けていますが，仕事の忙しさから通院が不規則となりがちで，また検査値が好ましくない状態が続いていました．昨年の末に疲労感が強くなり，また皮膚の湿疹がなかなか治らないことから受診したところ，空腹時血糖値は320，HbA1が9.0となり，糖尿病のコントロールの悪さを指摘され教育入院をすることになりました．入院中は内服薬（ダオニール2.5 mg，ラスチノン1.0 g）と食事療法（1600 kcal）の指示ができされ，入院中は指示された内容を忠実に守ることができていました．退院直後は空腹時血糖値が90，HbA1が7.0となり，医師の注意を守りながら生活をしていましたが，仕事の忙しさから，最近は残業も多く外食する機会も多くなっています．現在の空腹時血糖値は100，HbA1が7.1です．

精神状態

　Bさんは，義理と人情に厚く，部下の面倒見もいい方ですが，気分の変動が比較的大きい方で

す．機嫌がよくよい情緒状態のときには，糖尿病の自己管理もできているのですが，機嫌の悪いときには自己管理も不安定になります．特に，最近は仕事の忙しさや，仕事がうまくいかないことがきっかけに，いらいらが強まることもあり，その影響が日常生活にも大きくでる状態が続いています．医師にコントロールができていない問題を指摘されると，「忙しいんだから，仕方がない．業績が悪化したらリストラされるかもしれない」と逆に開き直るようなことを言いだすことがあります．

これまでの生活スタイル

Bさんは，車の営業にあたるサラリーマンです．勤務先でもリストラが進み，今まで以上の成果を上司から求められ多忙を極めていました．職場では人一倍気を使い，部下の仕事もカバーしながら，自分のノルマもこなすために残業も週8時間以上になっていました．また仕事上のつきあいから，外食や飲酒が多くなる傾向がありますが，仕事が忙しいから仕方がないとBさん自身は，仕事中心の生活を送っています．反面，自宅に戻ると自由きままで，どちらかというとわがまま放題で，糖尿病の管理も妻まかせのところが多くみられています．

ソーシャルサポート

Bさんの家族は，妻とBさんの父親の3人家族です．Bさんの父親も糖尿病と高血圧症の診断を受けていますが，現在のところ自宅でうまくコントロールできています．趣味の園芸や囲碁をする仲間と過ごすことで楽しめています．Bさんの妻はパート勤めをしながら専業主婦として，BさんとBさんの両親の生活を支えてきました．Bさんの母親は4年前に脳血管障害のために亡くなっています．外面はよいが自宅では亭主関白で妻へ依存的なBさんの性格を，妻はよく理解していて，本人の言うことには逆らわずに食事の管理を行っていました．妻は，Bさんの最近の働きぶりから，また，もとの悪い状態に身体が戻ってしまうのではないかと心配しています．

現在の治療

薬物療法の内容は，ダオニール2.5 mg，ラスチノン1.0 g／日，食事療法1800 kcalと軽度の運動を医師より勧められています．

患者・家族のおかれている状態と今後の希望

現在の生活については，Bさん自身は仕事中心の生活を，自分の身体を大事にした生活に切り替えていきたい希望を持っていますが，仕事の忙しさから，今までの仕事上のつきあいや仕事のやり方を変えることができないままになっています．以前と同じように糖尿病のコントロールができなくなってしまうのではないかという不安をBさんは感じています．できていないことを医療者に指摘されると，苛立ちが強くなるようなところも見受けられます．妻は，Bさんが仕事中心の生活から自分の身体を大事にしたゆとりある生活をすること，これにより糖尿病の自己コン

トロールができることを望んでいます．妻は，夫が妻の苦労をあまり顧みることがないため，従いつつも夫への不満を持っている様子がうかがえます．

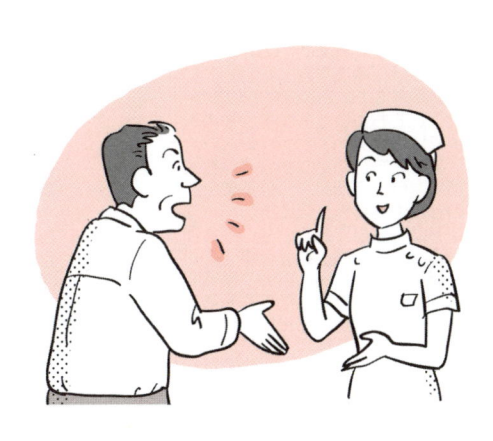

現在のセルフケアの状態

普遍的セルフケア要素	レベル1（全代償システム）	レベル2（一部代償システム）	レベル3（支持・教育システム）	コメント
1）空気・水・食物		食事療法の指示は1600kcalである．自宅では妻が朝食と夕食については，カロリーを考え900から1000kcal程度でおさまるように，またバランスのよい品目で低塩分の食事を考えているが，B氏は味つけに不満を言ったりしている．昼食については外食となるが，どうしてもカロリーの多いものを摂取してしまうことがある．また，仕事上のつきあいから飲酒の機会が1週間に2回あり，飲酒量とこのときの外食のためにカロリーコントロールができていないことがある．Bさんがこれを仕事上のことだから仕方ないと自分で語っている．一旦やめていた喫煙も最近1日1箱程度吸うようになっている．		
2）排泄				問題なし．
3）個人衛生			入浴，更衣などは妻の準備がありできている．湿疹のケアやフットケアに関しては教育的介入が必要な状態．	
4）活動と休息のバランス			教育入院中にはストレスと仕事の関係について検討することができていたが，退院後次第にもとの忙しい仕事中心の生活に戻ってきており，忙しさによるストレスにさらされるようになっている．残業は現在のところ8時間／週である．不況による会社の業績悪化のために，リストラされる不安がHさんには強くあり，無理を重ねている状態が続いている．	
5）孤独と人とのつきあいのバランス			外面はよく，仕事上での部下の面倒見もよい．ときには，無理をしてでも仕事を引き受けてしまうようなところもある．また，「つきあいも仕事のうち」とストレスの多い生活を送っている．自宅では妻へ依存的で，わがままな振る舞いをしたりしている．家庭が発散の場となっている．	
6）危険の予知（自分を守る能力）			糖尿病の病状や，予測される問題について知識としては理解しているが，自分のこととしてはあまり明確には捉えられていない．ときに医療者の指摘には「自分の身体は自分が一番よくわかっている」と反発をするようなところも見られるため，自己管理を支えるためのサポートやかかわり方の工夫が必要となる．	
7）発達に関するセルフケア				問題なし．
8）健康逸脱に関するセルフケア			仕事の忙しさからくるストレスを理由に糖尿病の自己管理が不充分となっている自分の状況を認識しているものの実行がともなわない．	

◆ アセスメント

　Bさんはかつて教育入院の経験もあり，糖尿病に関する知識は持っていますが，現在は仕事の忙しさにかまけて，次第にかつての生活パターンと同じような状況に戻りつつあります．このことにBさん自身も気づき問題には感じていますが，リストラへの不安や仕事の大変さを理由に，コントロールができなくても仕方がないことだと開き直り，問題の否認，合理化するようなところがみられます．ストレスのともなう仕事量の増加，過食や飲酒，またもとに戻った喫煙は，教育入院により一時的に改善した血糖値およびHbA1の悪化をまねくことが予想されます．自覚症状の乏しいBさんの場合，通り一遍の説明や注意では自己管理に結びつけることはむずかしく，むしろ医療に対する反発や回避的な行動につながる可能性があります．そこで，Bさん自身が自分の思いを語る場をつくりことにより，日ごろの苛立ちや仕事上の不満を表現できるようにサポートし，医療者側との信頼関係を育てていくことが，必要になります．その中で，仕事優先の生活について振り返りつつ，合わせて糖尿病のことを話題に取り上げ，可能な生活上の工夫について検討していくことが必要になります．援助する側も否認や合理化の一方で，Bさんには悪化への危機感や不安といったアンビバレントな感情があることを認識し，長期的な見通しを持って看護する必要があります．

◆ セルフケア上の問題の明確化および長期目標・短期目標

　Bさん自身が自己管理の必要性を知的には認識していますが，実感としては自覚することができていません．長期的には医療者側と目標を共有して，自己管理ができるようになることが望ましいのですが，そこまでに至る前段階としては，医療者側と問題を共有できるまでの関係づくりが必要になります．

長期目標
　会社組織に属しながらも，自分の価値観や習慣をより健康な状態で維持できるように医療者とともに検討しながら，生活上の工夫を実施することができる．

短期目標
　長期目標を実現するために以下のような短期目標をたてました．

1）2週間に1回の外来通院時に，仕事の上での大変さや負担について言語化することにより，気分転換ができる．また，医療者との関係を育てていくことができる．
2）生活の中で自分が意識するしないにかかわらず，Bさんが実施できている糖尿病自己管理のための工夫や努力について医療者のフィードバックを受けながら，確認することができる．
3）生活の中で工夫できそうなことを医療者と話し合い，実際に1つ以上取り組んでみることができる．
　具体的には，
　　a. 食事について：摂取カロリーのコントロールの工夫など
　　b. 運動について：可能な運動を週1回実施してみることあるいは生活の中での工夫など
　　c. 仕事の量の調整について：残業なしデイをつくる工夫など
4）忙しいサラリーマンの糖尿病管理に関連する一般的な情報を医療者側から聞くことができる．
5）食事療法や生活上の配慮をしているBさんの奥さんの負担感が緩和できる．

◆ 看護計画，実施

短期目標にそって看護計画は立案され，実施することになります．

短期目標1）に対して
　①看護師は主治医と話し合い，まずBさんの最近の仕事上の大変さや負担を十分聞き，Bさんをねぎらうことを最優先にすることを確認しておく．主治医に時間がない場合には，看護師が面接しBさんの思いを受け止めておく．
　②Bさんが自分の大変さや負担については，スケーリングクエッション（例：「一番大変なときを10，大変さがない状態を0としたら，これはどれくらいになりますか？」）などを用いて，内容と大変さの度合いおよびBさんなりの対処方法について確認する．
　③対処方法が確認できたら前回との比較をすることにより，最近の状況について客観的に評価し，特に食事，運動，ストレス対処についてBさんができている工夫や対処については，看護師側から明確にその意義を言語化し，十分評価し，ねぎらう．
　④以上がすんでから，最近の血糖値やHbA1，体重などのデータについて取り上げ，簡単に説明する．ここでは，注意を促すということを，あえて強調することはしない．Bさんが関心を向けている様子が見えるようであれば，看護師と検討する話題に入れる．
　⑤Bさんの話す話題から，仕事上の問題や生活上の負担を理解し，Bさん自身が外来における面接の機会を気持ちの発散の場としてうまく使ってもらってよいことを伝える．

短期目標2）に対して
　①短期目標1）の③で話し合う中からでてきた，生活の中でBさん自身がやっている小さな工夫や努力を一覧表にし，Bさんに示す．
　②この中で，努力せずにできていること，まあまあ努力していること，非常に努力してやっていることに分けてみて，どれが自分にとって役立っていることかを整理してみる（例：表に◎，〇，△と記入してみる）．
　③看護師側から見て，非常に効果があると思われるよい方法や，工夫について肯定的な評価をする．

短期目標3）に対して
　①短期目標2）の①から②について話し合う中で，BさんがBさんなりに取り組んでみたいと思っていることや，今後の希望について確認してみる．
　②Bさんの希望や目標を確認しつつ，もし，実際に取り組むことのできそうな工夫について看護師と話し合えるようであれば，実際に取り組んでみる課題について話し合う．
　③次回の外来面接時に，実際に取り組んでみてどうだったかを評価してみることを，予定として入れておくことを伝える．

短期目標4）に対して
　①忙しいサラリーマンの糖尿病管理に関連する一般的な情報をコンパクトにまとめた資料やパンフレットとして用意しておく．特に同じような経験をしているサラリーマンによる療養手記や考えを記載してあるもの（手記，本，冊子，インターネット情報など）も紹介していく．
　②Bさん自身の評価も聞きながら，より役立つ情報を伝えていく．

短期目標5）に対して
　①Bさんの外来通院時（1〜2か月に1回）に妻にも同伴してもらい，妻の話を看護師が聞き，妻の日ごろの努力や工夫を十分ねぎらう．
　②Bさん自身の努力や最近のデータの説明をする．
　③妻が心配なことや疑問に答える．
　④さらに工夫するとよいこと，情報などがあったら妻に伝える．

◆ 評　価

短期目標にそって立案された看護計画を実施し，評価することになります．

> 実施1

　看護師は外来主治医と話し合い，糖尿病のことはさておいて，まずBさんの最近の仕事上の大変さや負担を十分聞き，Bさんをねぎらうことを最優先にすることを確認しました．主治医が十分な時間をとれないときには，看護師が必ず面接をし，Bさんの思いを聞くようにしました．Bさんは仕事上の大変さや負担についてたずねられたり，ねぎらわれたりすると表情よく自分から話をするようになりました．看護師も最近の不況の中，サラリーマンとして働くことの大変さを実感することになり，Bさんの大変さを親身に考えるようになりました．初めは，雑談をするような感覚もありましたが，気軽に仕事の内容を話せることはBさん自身にとっても気分転換になるようで，ひとしきり話ができると，「こんな話ばかりしていいの？　なんだか仕事から離れられていいなあ．……でもデータも見ないとね，さて今日のデータは？」と自分から自分のデータについて話題を変えるということもありました．

　Bさんは仕事について医療者が耳を傾けて聞いてくれることにより，自分が大事にしていることを伝えることができることに満足感をもてたようでした．次第に，気軽に話しかけたり，生活上の問題についても自然に相談するようになってきました．仕事量の増加や，仕事上のストレスの発散として，飲食の機会につい過食や飲みすぎになっていることをBさん自身も十分自覚していたが，それを面と向かって指摘されると開き直るしかできなかったことも自分から語るようになりました．Bさんは，「こういうのをカウンセリングって言うんですか？」と外来通院時の時間の意義を自分なりに感じるような様子が見受けられました．

> 実施2

　Bさんが語る話から，Bさんは忙しい中で自分なりに工夫をしようとしていることがわかりました．例えば，食事は外食中はカロリー計算などはできないから，はじめから肉や揚げ物があるレストランには入らないようにしているとか，丼ものもカロリーが多くなるので頼まないとか，どうしても揚げ物を食べるときには衣を半分は残すとか，工夫をしていることがありました．これらは忙しい生活の中で，Bさんが自分で見つけた工夫であり，努力していることなので，非常に重要な意味をもちます．これらの意義を十分認めて，努力を評価しました．Bさんは「こんなことで，ほめてもらったのは初めてだ」と照れくさそうにしていましたが，話し合いを重ねていく中で，食べ物に関すること，運動に関すること，仕事上の問題に関すること，体調に関する工

夫や努力が明らかになりました．この中で，継続して実施するとよいことについては，続けてもらうように看護師がフィードバックしました．

> 実施3

仕事上のストレスの発散についてはうまくできないまま，飲食を言い訳にしてしまっていることがあったので，うまく運動も兼ねてストレス発散法がないかと考えてみることにしました．これまでにやってみたことで好きだったことや得意だったこと，簡単にできそうなことなどを看護師と話し合いました．小さいときからやったことのあるスポーツや活動などの話をしていましたが，会社でちょうどノー残業デイが週1日つくられたのを機会に，Bさんは高校まで習っていた空手をやってみたいという気持ちが起こってきました．たまたま営業で知り合いになった空手の経験者に近くに道場があることを聞き，行ってみることにしました．何回かの試し参加の結果，ストレッチ運動を30分から40分かけて丁寧に行うところが気に入り，休日に2時間，平日に1時間と週2回程度空手を生活に取り入れてみることになりました．

Bさんの生活の中で空手は1つのアクセントとなり，いい気分転換の場となりました．始めて3か月後には体重が2 kg減少し，体調もよくなってきたことを実感しました．また，空手を通じて同じ年代の男性たちとの交流が始まり，仕事を離れたところで気軽に話せる場ができたこともよかったようです．この頃になると医療者との面接も，以前のように気軽な雑談や仕事上の話を聞くものから，自然に生活の振り返りをすることが中心へと移り，何をするための外来での面接かが双方で明確に共有されるようになりました．

> 実施4

これまでにもBさんには糖尿病に関する一般的な資料やパンフレットは手渡されてきました．しかし，Bさんには「自分のような忙しいサラリーマンには役立たないよ」と積極的には参考にしようとする様子がありませんでした．幸いBさんがインターネットをすることから，いくつかのサラリーマンの糖尿病体験記や，病状が悪化してからの闘病生活記をプリントアウトしたものを情報源がわかるようにして渡すようにしました．すると，Bさんが自分で関連のサイトをチェックするようになってきました．同じような状況におかれている男性サラリーマンの話にBさんは，身につまされる思いをすることもあり，これらの情報は有効であったことがわかりました．

> 実施5

Bさんの妻は，妻の配慮や努力を当たり前のようにBさんが認識していることに，不満を持っていました．当初は看護師が妻の話を聞くと「こんなことを話していいのかしら？」と躊躇するようなところが見られましたが，家庭でケアする人の負担が緩和されることが家族全員の健康にとって重要な意味を持つことを看護師が話すと，夫への不満や自分のこれまでの生活での負担について，話しだしました．妻が来院するときには，看護師は妻をねぎらい，不満や様々な感情が

表出できるように努めていきました．いい気分転換ができたことと，Bさんの前向きな変化に妻自身も気持ちが楽になり，落ち着いた生活ができるようになったことを話していました．

　以上のようにBさんの場合には，糖尿病のことを意図的に医療者側が後回しにして，Bさんの仕事に焦点を当てて面接を重ねていった結果，Bさんの思いが表現されるようになりました．その結果，Bさんの仕事上の負担の大きさを理解でき，同時に今Bさんができていること，努力していることも把握できるようになり，どうするとよいのかを見つけていくことができました．仕事のある人の糖尿病の看護は，スムーズにはいかない問題が多いものです．難しい中で，何だったら取り組めるのかをともに考え，見つけ，取り組んでみる．その同伴をするのが看護師の専門的役割といえるのだと考えられます．

【事例展開 2】在宅看護の事例 1

がんで自宅での生活を送ろうとしている患者への援助

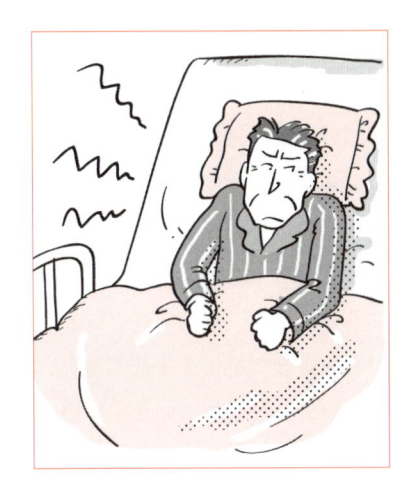

◆ 情報の収集

対象者の背景

Cさん，52歳，男性．地方公務員でこれまで大きな病気もなく生活を送っていました．19歳の娘一人と妻との3人ぐらし．妻は専業主婦で娘は短大1年生です．

健康状態

昨年2月に肺炎，呼吸困難が出現し入院．その際，両側腎腫瘍がみつかり膵臓，肺へのメタがみつかりました．右腎摘出と左腎の部分摘出．摘出後，寛解したが，同時期に肝膿瘍がみつかり経皮経肝ドレナージにて排膿．糖尿病の悪化もみられていました．現在入院して10か月目で，肺腫瘍がおさまっており，また肝膿瘍も少しずつおさまってきているため，自宅への退院をすすめています．患者，家族とも現在の状態の説明，疾患に関する説明は十分にうけています．

精神状態

肝膿瘍がみつかってから気分の波がみられ，家族以外は人をよせつけなくなってきました．洗髪，清拭も拒否が多く，散歩をすすめても「こんなに痛いのに（ドレーンが入っている部分）」と怒りだしたり看護師も近づきにくくなっています．また退院をすすめていることに対し「こんなに状態が悪いのに俺をおいだそうとしている」と怒っています．

これまでの生活スタイル

これまで，まじめ一本で，遊ぶこともなく，仕事にきちんと行き，休みは家族と過ごしたり，本を読んだりと穏やかに過ごされていました．食事や家のこと，金銭管理などはほとんど妻が行

っていました．

ソーシャルサポート

　妻がほとんどつきそっており，患者が怒ったりした時にも妻がほとんど聞いているが，退院の話がでてから，患者が怒りっぽくなり，時々けんかをする様子がみられています．しかし妻も自分の気持ちを隠すことなく，夫へ伝えることができています．妻は夫に「状態も落ちついてきているのだから，前向きにもっと考えてほしい．再発のことばかりを考えないでほしい」と泣きながらも自分の感情を夫に素直にぶつけることができています．また娘も1日おきに面会にきて，父を励ましたりしています．娘にはあまり怒れないようです．経済的な心配は今のところあまりありません．精神的にも妻が支えになっています．妻はこれからも夫を支えていきたいと思っていますが，自宅でのケアについては少し心配をしています．

現在の治療

　転移性腎腫瘍の治療は終了しており，肝膿瘍に対する経皮経肝ドレナージと抗生剤の大量投与を行っています．そしてこれは経過は順調といえます．

患者・家族のおかれている状態と今後の希望

　患者は再発のことが心配でたまらないため，病院で生活したいと考えています．しかし妻はもし家につれて帰れるのであれば，つれて帰りたいと思っています．しかしまるごと妻が面倒をみるのではなく，できる部分はやってほしいと考えていることが話をしているうちにわかってきました．

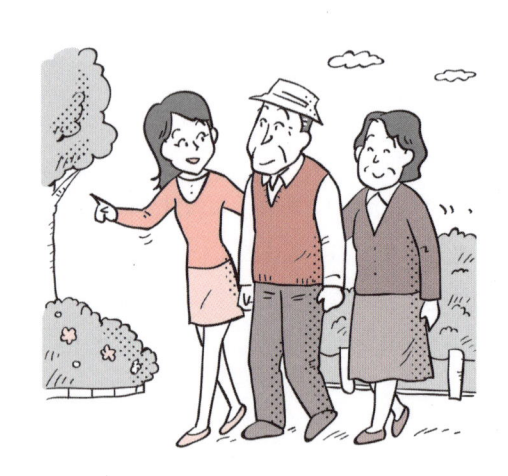

現在のセルフケアの状態

普遍的セルフケア要素	レベル1（全代償システム）	レベル2（一部代償システム）	レベル3（支持・教育システム）	コメント
1）空気・水・食物	おなかが張るといい食事を拒否し現在経管栄養にて摂取．			
2）排泄		下痢がみられ、トイレに時々まにあわず部分的に介助．		
3）個人衛生	清拭、洗髪を全く拒否．			
4）活動と休息のバランス		デパスにて7時間くらい睡眠がとれるが日中は臥床．散歩促すも拒否．		
5）孤独と人とのつきあいのバランス			家族とのつきあい以外病院ではなし．	
6）危険の予知（自分を守る能力）				
7）発達に関するセルフケア				特に問題なし．
8）健康逸脱に関するセルフケア			痛みに敏感で痛みについては鎮痛剤をもらう（1日2回）．ほかは我慢して過ごす．	再発への恐怖感が強く，現在腫瘍の方は落ち着いてきているが本人はそれを認められない．

◆ アセスメント

　現在は，経皮経肝ドレナージを中心とした治療が行われており，肝膿瘍の経過も順調です．再発の前に一度自宅へ戻ることも可能です．しかし患者は再発へのおそれが強く，病院で過ごしたいと希望していますが，家族は自宅で生活をさせたいといっています．両側性腎腫瘍のメタはいまのところなく，経皮経肝ドレナージ終了後，自宅へ帰ることは可能です．しかし仕事への復帰は，体調とみあわせながら，ということになります．

◆ 問題の明確化

　セルフケアとしてはあまり高くありません．自宅に帰るのであれば特に食事，排泄，痛みのコントロールに関するセルフケアの改善が必要です．

長期目標
　食事，排泄の管理，痛みのコントロールの方法を自分で行うことができるようになる．また妻も痛みのコントロールにつきあいながら，強度の不安感をもたずに訪問看護師のサポートを受けながら日常生活が送れるようになる．

短期目標
1) 食事とおなかの張り具合を確認しながら，数回にわけて食事をすることができるようになる．
2) トイレに自分で行けるようになる．
3) 自宅で痛みの管理をしながら活動と休息のバランスがとれるようになる．
4) 自宅で本人，妻が強度の不安感をもたずに安らいだ生活が送れる．

◆ 看護計画

短期目標1）に対して
　　　経腸栄養をしながら少しずつ食事にかえていけるよう，本人の好きなものから少しずつ

摂取をはじめる．

短期目標2）に対して
　　トイレについては本人の恐怖感が強いので，ポータブルを部屋におき，そこで一人でできるようにしていく．最初は介助でそれ以後は一人でできるよう援助していく．

短期目標3）に対して
　①痛みの原因は明らかではないが，痛みの訴えがある時には，ホットパック，マッサージを施行し，それでもおさまらない場合，鎮痛剤を活用する．
　②また痛みの種類によっては受診や病院との連絡をすすめる．
　③痛みが気にならない時間には，気分転換や自分の好きなことをして時間が過ごせるように計画してみる．

短期目標4）に対して
　　退院後は訪問看護師に訪問を依頼し，患者の身体管理と痛みのコントロールを助けてもらうことにするが，現在，どのような生活を送りたいと考えているのか，また現在の恐怖感や不安感を本人，妻と共有し，不安感の軽減を，定期的に話し合いを持っていくなかで，気分の波をやわらげていく．

◆ 実施，評価

　上記の計画を1週間ごとに評価し，4週間たつと患者は経腸栄養を続けながらも水分，プリン類，麺類など少しずつ摂取できるようになってきました．それにともない患者も少しずつ自宅へ帰ってもいいと考えるようになりました．しかしこれだけでは経腸栄養の代わりにはまだならないため，経腸栄養の仕方を妻に覚えてもらい，退院することとしました．また洗浄の仕方についても訪問看護師がついているとはいえ，妻にも実際やってもらったりしました．
　さらにトイレには自分で行けるようになってきて，清拭や洗髪も1週間に1回ですが，受け入れるようになってきました．また患者，妻とも再発がこわいこと，なぜ自分だけがこんな目にあわないといけないのかと，強いやり場のない怒りを感じていることが明らかになってきました．それにともない痛みの訴えも軽減し，2日に1回くらいは散歩にでかけることができるようになってきました．
　計画の大きな修正はみられませんでしたが，短期目標が達成されつつあるかは1週間ごとに看護師間で評価し続けました．また患者，家族の気持ちや不安を共有しながらあせって早く進めすぎないように手技の獲得，それにともなう不安感などに気をつけながら計画を進めていきました．そして上記の計画を実施して6週間目に退院し，自宅での生活をすることになりました．

【事例展開 3】在宅看護の事例 2

在宅酸素療法を受けている ALS の患者の場合

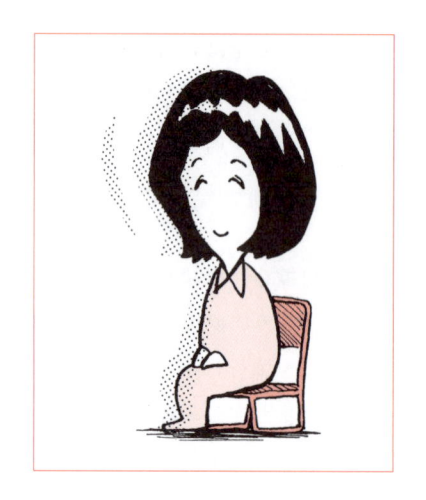

❖ 情報の収集

対象者の背景
　Dさん，42歳，女性で少しやせていますが，表情は穏やかです．

健康状態
　発症から6か月がたち，ALSの確定診断を受けて特定疾患医療費受給を受けています．脱力感，しゃべりにくさ，食事をするとむせるため，1日2食は経管栄養を行っています．夜間は睡眠中時々息苦しくなるという状態でした．

精神状態
　体が動かなくなったことに対してやや落ち込みはみられていましたが，夫ともども，とにかくやれることをやっていこうと前向きな気持ちを持っていました．

これまでの生活スタイル
　発症前は教師をしており，主婦，母親業をこなしていました．食事も家族の分まで自分でつくり，洗濯，入浴なども全部自分で行っていました．夜間，静かになってから学校で残った仕事を自宅で行うという生活をしていました．

ソーシャルサポート
　家族は，44歳のサラリーマンの夫と中学1年生の長男，小学5年生の長女の4人です．夫は患者が発症してから，本人の代わりに食事をつくったり，洗濯をしたりしていました．また，長

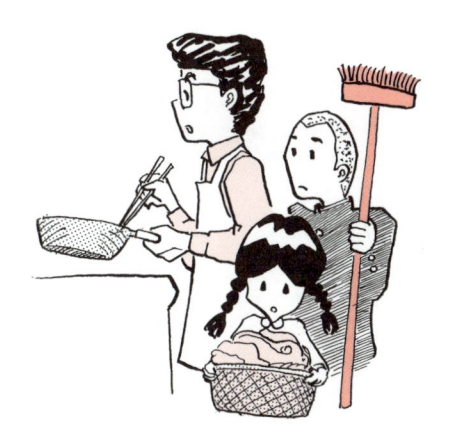

女も家事を手伝っていました．

> 現在の治療

　経過をみながらそれぞれに対処していくことが唯一の治療でした．

> 患者・家族のおかれている状態と今後の希望

　家族は人工呼吸器をつけても生きていてほしいと願っていましたが，当初，本人は人工呼吸器をつけるくらいなら延命処置をしないでほしい，という希望を持っていました．しかし，家族の強い希望により，本人も人工呼吸器を装着しながらでも治療継続をしてほしいと表明するようになりました．また，本人はできるだけ家族の負担を少なくするために，活用できる資源を活用したいと思っていました．

現在のセルフケアの状態

普遍的セルフケア要素	レベル1（全代償システム）	レベル2（一部代償システム）	レベル3（支持・教育システム）	コメント
1）空気・水・食物	手指の脱力感がみられており，またむせることがひどかったため1日2食は経管栄養をヘルパーか訪問看護師が入れていた．			
2）排泄		トイレへの歩行を手伝ってもらえれば排泄を行うことはできる．		
3）個人衛生		入浴動作を援助してもらえれば自分でやれる部分もある．		
4）活動と休息のバランス				日中デイサービスへ行くと夜は眠れていた．
5）孤独と人とのつきあいのバランス		人が集まる所にでていきたがるが，介助が必要だった．		
6）危険の予知（自分を守る能力）		息苦しい時，訴えたりできていた．		
7）発達に関するセルフケア				特に問題なし．
8）健康逸脱に関するセルフケア		手指の脱力感がみられ症状によっては援助してもらうことが必要．		

◆ アセスメント

　ALSの進行が進んでいるため，自分でセルフケアを行うことが困難になってきています．したがって，本人がやりたい部分（患者はデイサービスへの参加を強く望み，また入浴，排泄など自分でやれる部分は時間がかかってもやりたいと述べていました．また，今後の方針，経過を全部教えてほしいと話していました）を尊重し，自分で決めることを大事にしながら援助をしていく必要があるでしょう．そうすることで，本人の無力感を克服することができるでしょう．

◆ セルフケア上の問題の明確化および長期目標・短期目標

長期目標

　患者および家族は自分の病気が進行することを十分理解しており，また本人・家族ともども人工呼吸器を装着して様々な資源を活用しながら生活を続けることを望んでいました．ただ本人は家族に自分たちの生活のペースをくずさないでやってほしいと願っており，本人の介助には社会資源を活用したいと望んでいました．夫も経済的なことは十分サポートできるし，また，夫自身も介護者の一員として援助していきたいと表現していました．

　したがって，長期目標としては，体がほとんど動かなくなってきているため，食事，排泄，活動（デイサービスなど）について自分で決められることは決め，また自分のやりたいことを表現しながら生活の質を高め，さらに，自分の状態の悪化を周囲に知らせることができるようセルフケアしていくことが考えられました．

短期目標

　では，短期目標はどうでしょうか．長期目標を満たすために短期目標をたてると下記のようになります．
1) 自分でやれることと他の人にやってもらうことをはっきりさせていくため，週間スケジュールと，誰がやるのかを明らかにしていく．
2) 状態悪化の徴候を誰に伝え，その時どのようになるかについて，調子のよい時に患者，家族，保健師を中心として話し合っておく．
3) 自分が最もやりたいことを表現できるようにしていく．

◆ 看護計画，実施

そして看護計画では，上記の短期目標を満たすための看護計画がたてられることになります．

①患者，夫，保健師と週間スケジュールを作成し，ヘルパー，訪問看護師，夫，患者がどんなことをやるのか，また，いつやるのかについて図にしてわかりやすくしていく．
②状態悪化の徴候を誰に知らせ，その時の対処の方法について患者，夫，保健師とともに話し合っておく．
③入浴，排泄は時間がかかっても自分でやれる部分はやりたいと表現していたため，援助を受けながらも自分でやってもらう．さらに，デイサービスへの参加を1週間に1回予定する（ただし保健師がつきそう）．

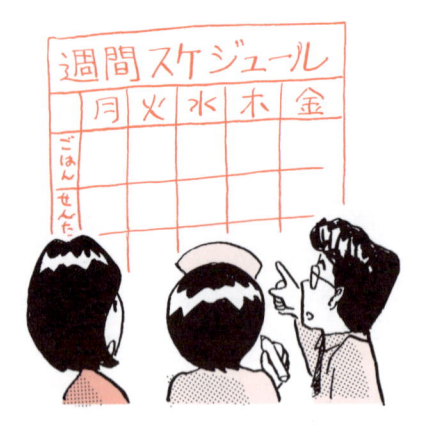

◆ 評　価

患者のセルフケアは少しずつ下がってきていますが，本人はやれる部分はやりたいと強く訴え，現在の計画に対しては患者，夫ともに満足しています．しかし，今後の経過を考えると，本人や家族の不安を支えていくことがさらに必要になるでしょう．

【事例展開 4】在宅看護の事例 3

関節リウマチ（RA）で在宅生活をしている主婦への援助

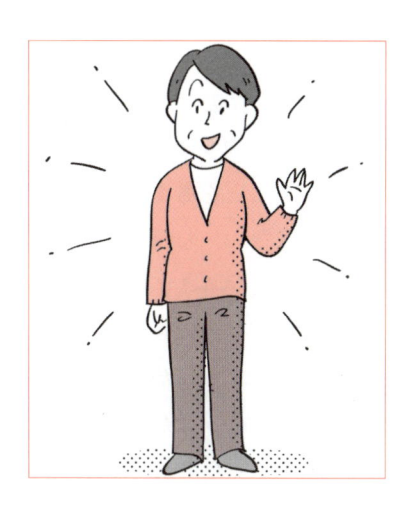

◆ 情報の収集

対象者の背景

Eさんは46歳の女性です．身長160 cm，体重55 kgの中肉中背の体格で，明るいしっかりとした印象のする方です．専業主婦ですが自宅で夫の仕事の手伝いをしています．もともとボーイッシュでスポーツ好きな女性です．

健康状態

Eさんは38歳くらいから起床時に手のこわばりを感じることがありました．次第に疲労感を感じるようになり，一過性の関節痛や脱力感が見られるようになりました．ちょうどパート勤めを始めたときだったため，Eさん自身は慣れない仕事の疲れによるものと思い放置していましたが，倦怠感がとれないことと，たまたま30代中ごろからあった右足の外反母趾による痛みも強くなったため，39歳の時に整形外科を受診しました．精査した結果，医師からは関節リウマチ（RA）と診断されました．内服治療を受けることで症状は改善され，その後は強い痛みもなく生活が維持されていました．42歳を過ぎた頃から，時おり両膝，両足関節の痛みがひどくなり，上肢の痛みも出現するようになりました．次第に，右肘関節が曲がりにくくなり，更衣や洗面，家事にも影響がでるようになってしまい，45歳時に右肘人工関節置換術を受けました．右上肢のリハビリは順調で，痛みが少なくなり，現在は自宅で療養生活を続けています．その他の関節痛もなく，血液的学的検査データについても活動性はない状態です．現在は時間がかかるものの，家事，身の回りのことについては自力でできています．日中は，編集者である夫の仕事の手伝い（電話連絡を受ける，書類整理など）を自宅でしています．

精神状態

　Eさんは，関節リウマチ発病後も，時おり痛みがありながらも比較的元気に過ごせていたので，自分なりに前向きにやりくりをしてきていました．自分自身の同胞や親には心配をかけたくないと，病気のことをあまり話していません．また，親しい友人にも病のつらさを話すことは，ほとんどありません．しかし，最近Eさんは，今まで当たり前にできていたことが少しずつできにくくなってきていることに，不安を感じるようになってきました．右肘人工関節置換術後，回復が順調にいっているにもかかわらず，これから自分が母親として，また主婦としての役割を果たせなくなるのではないかという，先行きが見えない不安を感じています．夫は，家庭にいるときには協力的ですが，仕事が忙しいためにEさんとゆっくり話をするということは最近ありません．Eさんも，これ以上夫には負担をかけたくないと，自分の気持ちを自分でかかえたままでいます．

これまでの生活スタイル

　Eさんは，もともと明るい前向きな性格の方でした．子どもが生まれるまでは出版社に勤務していました．子どもの誕生後は専業主婦になりましたが，編集者である夫の仕事の手伝いを自宅でしていました．手際もよく，家事と仕事とをうまくこなしていました．朝，5時に起床し，家族が起きてくる前にコーヒーを飲みながらゆっくり新聞を読むことと，夕食後の家族との団欒の時間が，また好きな作家の本を読むことがEさんの生活においてうるおいをもたらしていました．発病後も，朝起きてからの食事づくりと洗濯，掃除などの家事は，自分で時間をかけて行っています．買い物などは，週末に家族全員ででかけて，まとめ買いをするようにしています．また，休日は映画やドライブなど家族との楽しみの時間をなるべく持つようにしています．

ソーシャルサポート

　Eさんの家族は，夫と中学1年生と高校2年生の娘二人の4人家族です．Eさんの発病前は，家族の中心にEさんがいて，家族はEさんを頼りにしていましたが．発病後はEさんを家族が協力して助けるようになっています．特にEさんが体調の悪いときや，手術を受けたときには，長女が次女と協力しながら，食事，洗濯，掃除をしていました．夫も休日には，家のことや買い物を中心に行い，なるべくEさんが気分転換できるように配慮していました．最近は，Eさんの術後の経過も順調なため，どちらかというと夫は仕事の忙しさにかまけて，Eさんへの配慮が少なくなっている印象があります．また，子どもたちも友人との交流が広がったり，学習塾に通うことに忙しく，家族全員の団欒の時間は以前よりは少なくなっています．

現在の治療

　薬物療法の内容は，下記のとおりです．
　オステラック（エトドラック）200mg×2／日，リウマトレックス（メソレキセート）5mg／週

> 患者・家族のおかれている状態と今後の希望

　現在の生活については，Eさん自身はなるべく家事を自分でこなし，母親としての自分の役割を果たし，また夫の生活を支えていきたいと考えています．自分の生活上の支障をなるべく少なくするために，自分自身の健康の管理には十分注意して，積極的な健康維持をしていかないと，これから自分の身体が次第に動かなくなってしまうという不安を強く感じていました．右肘人工関節置換術以降は，身体への負担を考え，全身の運動もほとんどしていないため，何か自分ができることは，とりくんでみたいと考えています．Eさんは，これまでは他人に愚痴をこぼすこともなく，自分なりに前向きにやってきましたが，家族だけではなく同じ経験をしている人たちとの交流もした方がいいのかもしれないと感じるようになりました．夫はEさんがこれ以上悪化しないで，家事をこなし，子どもたちのことを見てくれるといいと思っていました．子どもたちは，母親であるEさんの病気についてはおおよそ理解していますが，Eさんのリハビリも順調にいっているので，このままうまく生活できるのではないかと考えています．

現在のセルフケアの状態

普遍的セルフケア要素	レベル1（全代償システム）	レベル2（一部代償システム）	レベル3（支持・教育システム）	コメント
1）空気・水・食物			時間はかかるものの食事づくりは娘とともに，毎食つくっている．朝食は体調が悪いときには，娘がつくるが，最近はほとんど自力でつくることができている．夕食は娘が交代して準備と片付けを手伝っている．食事摂取についても問題ない．栄養を考えたメニューを用意している．特に便秘とカロリー過剰摂取にならないように注意している．	食器洗い機を利用する，軽い食器を使うなど工夫をしている．
2）排泄			もともと便秘傾向があるため，食事内容に注意することで何とか毎日便通がでるように注意している．	
3）個人衛生			洗濯について基本的にはリハビリも兼ねて，自分で行うようにしている．使う道具を工夫することで負担の軽減をして行っている．どうしても体調が悪いときには，乾燥機を使用し，からだへの負担をかけないようにしている．自宅の掃除はトイレ，お風呂場については娘たちが行い，各々の部屋の清掃も家族で分担している．布団干しは休日に夫が引き受けている．入浴については問題なく自力で可能．	物干し台は低くし，物干しバサミも大きなものを使うようにしている．
4）活動と休息のバランス			日中は夫の仕事先からの電話を受けたり，家事をして過ごしている．夜間の睡眠は8時間以上はとるように心がけている．日中は，30分程度午睡をするようにし，疲労がたまらないようにしている．買い物などは週末に家族とともにすませている．休息はうまくとれているが，手術以降，積極的な運動などは何も実施していないため，筋力低下が起きている．	
5）孤独と人とのつきあいのバランス			家族にかかる負担を気にかけているが，一方で，母親，妻である自分が，リウマチという病を抱えたまま，これから次第に悪化していくのではないかと不安のままで，親しい友人や親類にも病については話すことがない．自分で悩みを抱え込んでいる状態であり，家族以外の人とのかかわりはあまりない状態．	
6）危険の予知（自分を守る能力）				現在のところ問題はない．
7）発達に関するセルフケア				問題なし．
8）健康逸脱に関するセルフケア				現在のところ問題はない．

◆ アセスメント

　関節リウマチの症状そのものは，現在は落ち着き，生活に支障をきたすような強い痛みや，関節可動域の制限も起きていません．術後のリハビリもうまくいき，血液学的検査結果についても問題はなく，身体的には安定している状態といえます．また，家族の理解とサポートはありますが，家族への負担をかけている自分の状態が，この先も改善しないことについてＥさん自身は落ち込みを感じています．この先への不確かさや将来悪化することへの不安が強くなり，軽い抑うつ的な状態に陥っていると考えられます．Ｅさんは自分のこころ許せる人々に自分の気持ちを表現することができずにいることから，気軽に自分の気持ちを表出できるような場をつくることが必要になると思われます．また，リウマチの症状が安定している現在は，安静にさせるだけではなく，適切な運動プログラムを実施することにより，筋力を強化することが必要になります．Ｅさんは意欲があることから，水中ウォーキングのような気分転換も兼ねたより身体の状態をよい状態に維持する運動プログラムを提示し，実施できるように援助する必要があると思われます．

◆ セルフケア上の問題の明確化および長期目標・短期目標

　以上のようなアセスメントから，Ｅさんの場合には下記のような長期目標を設定しました．

長期目標
　同じ関節リウマチの人たちとの交流を持つことにより精神的な安定を維持することができ，またこれらの人々からの有効な情報を活用し，主婦としての生活上の役割をこなすことができる．また，適切な運動プログラムを実施することにより筋力の強化をはかることができ，全身状態をよい状態に維持できる．

短期目標
　長期目標を実現するために以下のような短期目標をたてました．
1）２週間に１回の外来通院時に，生活の上での大変さや負担について言語化することにより，気分転換ができる．
2）Ｅさんと同じような在宅療養生活をしている主婦の経験についてホームページなどの情報を得ることにより，同じ経験を持つ人たちとの交流を持つことができる．

3）Eさん自身が気分転換でき楽しめ，かつ身体にとって過度にならない運動訓練プログラムを開始することができる．

◆ 看護計画，実施

短期目標にそって看護計画は立案され，実施することになります．

短期目標1）に対して
　①看護師は主治医と話し合い，まずEさんの最近の生活上の大変さや負担を十分聞き，Eさんをねぎらうことを最優先にすることを確認しておく．主治医に時間がない場合には，看護師が面接しEさんの思いを受け止めておく．Eさんの話す話題から，生活上の問題や負担を理解し，Eさん自身が外来における面接の機会を気持ちの発散の場としてうまく使ってもらってよいことを伝える．
　②生活上の困りごとに対して，解決策や便利な道具の紹介をし，実際にEさんに使ってもらえそうか評価してもらう．

短期目標2）に対して
　①リウマチの診断を受けながら在宅生活をしている主婦の療養経験に関連する一般的な情報をコンパクトにまとめた資料やパンフレットを用意しておく．特に同じような経験をしている主婦による療養手記や考えが記載してあるもの（手記，本，冊子，インターネット情報など）も紹介していく．
　②Eさん自身の評価も聞きながら，より役立つ情報を伝えていく．

短期目標3）に対して
　①Eさんはスポーツが好きだったことから，水中ウォーキングをリハビリテーションプログラムとして提示し，その効果および基本的プログラム内容について説明する．
　　(1) 効果：関節リウマチには適度な運動が必要であるが，温水治療は水の物理的特性をうまく利用し，疼痛軽減，筋力強化，筋・関節拘縮の軽減（ROMの改善），精神的リフレッシュ効果を引きだし，ADL，QOLの向上が得られる．
　　(2) 運動プログラムの内容：
　　　・温水中での準備運動プログラム：上下肢の関節の柔軟体操，筋肉のストレッチング
　　　・温水中基礎運動プログラム：上下肢の関節受動運動
　　　・温水中歩行運動訓練プログラム：大腿四頭筋筋力訓練，中臀筋筋力訓練，大臀筋筋力

訓練，前脛骨筋，下腿三頭筋の筋力訓練など
・基礎的水泳指導プログラム：水慣れ，伏し浮き，背浮き，蹴り伸び
②もし，Ｅさんの関心があるようであれば，実際にリウマチの患者さんが利用しているプールを紹介する．
③水中ウォーキングのプログラムメニューを示し，外来通院時に運動プログラムの実施状況および体調の変化の評価を一緒にし，運動量の調整をしていく．

◆ 評　価

短期目標にそって立案された看護計画を実施し，評価することになります．

実施１

　看護師は外来主治医と話し合い，Ｅさんの最近の生活上の大変さや負担を十分聞き，Ｅさんをねぎらうことを最優先にすることを確認しました．主治医が十分な時間をとれないときには，看護師が声をかけＥさんの思いを聞くようにしました．Ｅさんは，どちらかというと優等生的な患者さんで，医療者から心配されることは少ない方でしたが，最近は将来への不安を訴えたりするようになっていたため，生活上の困りごとを看護師が聞くことにより，主婦として，また母親としての思いを共有しながら気軽な世間話ができるようにしていきました．看護師はこうした相談にのってくれるとは思っていなかったＥさんは，看護師が話ができそうなときには語っていくようになりました．話す中から，Ｅさんの必要に応じて，実施２のような情報を流したり，また実施３のような水中ウォーキングを利用するプログラムの紹介も実施することができました．

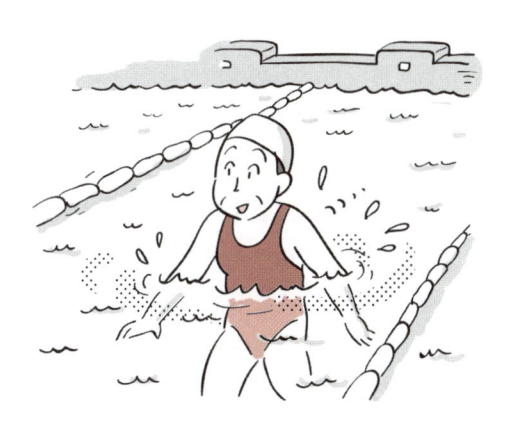

実施2

　これまでにもEさんには関節リウマチに関する一般的な資料やパンフレットは手渡されてきました．Eさんは熱心に読み込み，よく病気や治療についての勉強をしていました．しかし，自分と同じような経験を持つ人との交流は今まで持つことはしていませんでした．病院主催の勉強会や講演会に出席はしていたものの，悩みを直接他人に話すということには抵抗があり，セルフヘルプグループには自分から積極的に参加してみる勇気が持てないままで何年も経過していました．しかし，関節リウマチをもちながらも在宅生活をしている主婦によるホームページを看護師からいくつか紹介されると，自分からアクセスし，熱心に読むようになりました．また，親近感を感じたホームページの主宰者には，自分からメールを送り，返事をもらったりと，同じ病を持つ人とのインターネットを通した交流も始まりました．気軽に自宅で，やりとりができることや，同じ経験を聞くことができたり，またお互いに情報を交換したりすることができるようになり，Eさん自身の落ち込んでいた気分も随分楽になったと看護師に話してくれるようになりました．同じ病を持ち，Eさんよりもひどい症状のある人たちが，自分たちで最新の医療情報を集めに専門家の学会に参加したり，同じ病の人々のためにパンフレットを作成したりしている取り組みにEさんは非常に勇気づけられ，自分の経験を活かしてEさんも何かできることをしてみたいと思うようになりました．

　また主婦として日常生活をこなしていく上でのいろいろな工夫やアイデアは，実際的であり，また役立つものも多くあり，Eさんは参考にすることができたと看護師に語っていました．例えば「いかに手抜きをしながら，きれいに掃除をしたように見せるか」など，ささいな日常生活上の工夫により，負担を減らすことのできる掃除のしかたなども，関節リウマチをもちながらも在宅生活をしている主婦によるホームページのチャットによる交流の場から得ることができたということでした．

実施3

　運動プログラムについて，Eさんは関心を持ってくれましたが，何年も水泳をしたことがなかったので，スイミングについては当初不安を訴えていました．しかし，主治医のすすめがあったのと，インターネットで，同じ病を持つ人たちが水中ウォーキングやスイミングを楽しんでいることを知ることができ，次第に自分もやってみたいと思うようになりました．理学療法士による関節拘縮の程度の確認およびプログラム内容の検討後に，Eさんに温水プールでの水中ウォーキングのプログラムがつくられました．最初は，週1回2時間程度の実施プログラムでしたが，いい気分転換ができるのと肥満や他の疾患で水中ウォーキングに来ている主婦の人たちとも知り合いとなり，生活の中の楽しみとなるようになりました．

　あわせて看護師と相談した結果，リウマチ手帳を自分でつくり，運動量とその内容，また自分の体調についてのモニタリングの記録をつけることを始めました．当初は，記入することにこだわり，詳しく書きすぎてEさん自身が疲れてしまうといったことがありました．このため，2週

間に1回の看護師との振り返りの面接の中で，長く続けるものだから，チェックする程度の簡単な表記で記録できるものにして，記載しやすいように工夫することにしました．その後は，あまり苦にならずに自分の体調の変化をメモしていくことができるようになり，自分の体調のモニタリングをし，それを外来受診時に活用するようになりました．

　水中ウォーキングを始めてからは，Eさんは，「身体を動かすことが，こんなに気持ちのいいことだったというのを，もう何年も忘れていました」と語り，現在は週3回のペースで「『貯筋』をしたいから……」とプール通いを続けています．炎症反応も治まったまま，主治医からは内服薬の減量も検討できるといわれています．今後の症状の悪化をなるべく防ぎながら，体調をよい状態に維持することが自分なりにできていることをEさんは，夫や子どもたちにも伝えました．今まで，家庭にこもっていることの多かったEさんが，明るくなっていることに夫や子どもたちも，喜んでくれました．今後は，病状の変化により悪化することも考えられますが，同じ仲間やプールの仲間が支えになってくれることは，Eさんの大事なサポートになるものと思われます．

　以上のようにEさんの場合には，同じ経験をしている人たちとの交流の場を，直接的な対面触ではなく，インターネットという対面しない接触を通してもったことにより，よりスムーズに交流を持つことができました．また身体については温水治療プログラムを実施することにより筋力強化をはかり，あわせて精神的にも心地よさや気分転換をはかることを実現することができ，生活の質は大きく改善することができました．今後も症状は悪化しながらも，次第に進行していく可能性がありますが，Eさん自身の経験の広がりは，自分への信頼感を育て，また仲間との関係への信頼もあわせて育て，今後のセルフケア能力を保持する上で役立つものと考えられます．

II オレム・アンダーウッドモデルを用いた看護過程の展開

　では，オレム・アンダーウッドモデルを用いて看護過程が具体的な事例でどのように展開されるのかについて考えてみましょう．

【事例展開 5】老年看護の事例

配偶者のがん発病および死によりうつになった患者への援助

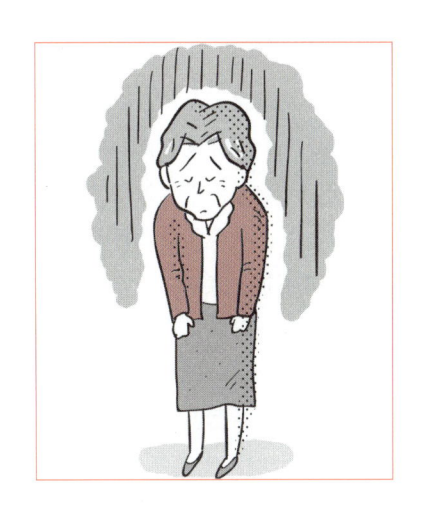

◆ 情報の収集

対象者の背景

Fさんは 68 歳の女性です．身長 145 cm，体重 40 kg と小柄で，表情が硬く暗い印象のする方です．動作はにぶく，ほかの人との会話もあまり見られません．

健康状態

顔色はよくない，倦怠感，立ちくらみの訴えがあります．最近の血液検査結果として TP 6.5g/dl，Alb 4.0g/dl，A/G 1.3 となっています．

これまでの既往歴および入院までの経過

Fさんは，主婦として夫を支えながら生活していました．子どもはいません．2年前に夫に肺がんが見つかり，手術を受けましたが，術後9か月後には骨転移が見つかり，抗がん剤治療が開始されました．この時点から，夫の病状への心配から不眠，食欲不振などの抑うつ状態がFさんに見られるようになりました．精神科外来を受診し抗不安薬の処方を受け内服していましたが，食後の服薬を「食事をとらないと薬は飲めない」と理解していたために，食欲不振にともない服薬は不規則になってしまい，結果的には精神状態の改善は見られませんでした．かつては 45 kg あった体重は 37 kg に減少していました．

Fさんの精神科受診1か月後に，夫が亡くなりました．その直後より，Fさんは苛立つようになり，じっとしていられなくなり大声をだしたり，床を転げ回る，踊る，歌うなどの不安定な状態になり，姉に付き添われ精神科病棟に医療保護入院となりました．

入院後の経過

入院当初は食事をとることができず，不眠，いらいら，「ここ1年間，1度も便と尿がでていない」といった身体的こだわりを強く訴えていました．不安と焦燥感が強くうつと診断され，抗うつ薬を中心とした薬物療法，および輸液による栄養補給，低下したセルフケアの全面的援助が行われました．入院後3か月が経過し，不眠，いらいらは改善され，体重も40 kgまで増加しました．食欲不振，意欲の低下，臥床傾向が現在まで続いている状態です．医療保護入院から任意入院に切り替えられ，現在開放病棟で生活をしています．Fさん自身は「退院はしたいが身体が動かない．やっていける自信がない」と話しています．ときおり，排便のことが気にかかると看護師に訴えてくることがあります．

精神状態の査定

①**一般的な態度**：動作はにぶく，一人で何もすることがなく臥床していることが多く，他の人と会話するときにも表情の変化はなく，淡々としています．

②**感情**：自分の感情を表現することはほとんどなく，夫の死をどのように受け止めているのかもわかりません．

③**思考の流れ**：病棟内の日常生活のスケジュールはおおよそ理解し，自分のことは自分でできていますが，ペースはゆっくりです．病棟の活動プログラムに参加中，看護職員の簡単な指示や，活動の内容やルールの説明が理解できないことがあります．

④**思考内容**：現在，心気的訴えはなくなり，思考内容の異常は確認されていません．

⑤**認識**：身体の動きにくさや自分の思いどおりにならない状態について現実的に認識しています．

⑥**意識**：問題ありません．

⑦**洞察と判断**：今後の生活への不安を表出していることから，現状についてのFさんなりの判断はできているものと考えられます．しかし，亡くなった夫への感情や，今後の生活については具体的には語られていないことから，洞察はどの程度あるのかは不明です．

これまでの日常生活

Fさんは中学卒業以来家業を手伝い，結婚後もパート勤めを60歳までしながら家事をこなし，夫を支えてきました．もともと性格は快活で，社交的な方で，趣味は特にありませんでした．夫の定年後は，夫婦で海外旅行にでかけるなどして，第二の人生を楽しんでいるところでした．

ソーシャルサポート

Fさんは同胞4人の末っ子で，すぐ上の姉がFさんと仲がよく，ふだんから交流がありました．夫の死後，遺産相続の問題のために夫側の親類との確執も生じ，姉夫婦がFさんを全面的に支える役割を担ってくれています．入院当初は，面会に来た姉を夫の親類と勘違いし面会を拒否した

り，怒鳴りつけたり，ということがありましたが，次第に姉とゆっくり話ができるようになりました．姉は，仲のよかった妹が別人のようになってしまったことにショックを受けていましたが，「自分たちしか妹を守れない」と夫と協力して，Ｆさんを支えようと週１～２回面会に来て，差し入れをしたり，洗濯物を持ち帰ったりしています．

現在の治療

薬物療法の内容は，①ミラドール(50)３Ｔ，アナフラニール(25)３Ｔ毎食後
②ユーロジン(２)１Ｔ，トリプタノール(25)１Ｔ，アナフラニール(25)１Ｔ
就寝前，この他に下剤を適宜内服しています．

病棟では，レクリエーション活動に声をかけられると参加しています．グループ参加中は表情の硬さはとれ，それなりに楽しく過ごすことができています．ときおり指示されていることがわかりにくかったり，顔見知りの患者さんの名前が覚えられないことがあります．毎日行われているラジオ体操，ウォーキングにも，声をかけられると参加し，最後まで参加することができます．しかし，その他の時間は，臥床していることが多く，他患者との交流もほとんどありません．そうしたときには，表情も硬くボーッとしていることが多い状態です．声かけがないと活動には参加できない状態です．

患者・家族のおかれている状態と今後の希望

退院後の生活については，Ｆさん自身は自宅へ戻ることを希望していますが，姉夫婦は夫亡き後，自宅での一人暮らしがＦさんの病状を悪化させるのではないかと心配しています．姉は子どもたちも自立しているので，Ｆさんが望めば，ともに生活することも可能であると主治医には話しています．

現在のセルフケアの状態

普遍的セルフケア要素	レベル1（全代償システム）	レベル2（一部代償システム）	レベル3（支持・教育システム）	コメント
1）空気・水・食物		配膳，下膳も自分でできているが，ときにほとんど手をつけないまま下膳してしまうときがある．「何を食べてもおいしいと感じない」と食欲不振が続いている．体重は40kgと入院時より3kg増加している．		
2）排泄			下剤を内服することにより便通のコントロールをしているが，Fさん自身は，「便がでない，汁のようなものだけ」と訴えてくることが2～3日に1回ある．看護師が訴えを受け止めていると安心し，こだわりが少なくなる．	
3）個人衛生		入浴は「入りたくありません」といやがるため，看護師の声かけと誘導が必要な状態である．洗面は自分でしている．衣類の洗濯は，姉に依存している．		
4）活動と休息のバランス		睡眠はとれている．看護師に誘われないと自ら病棟内の活動に参加することがない．参加中の表情はよいが，プログラムがないときには，臥床して過ごすことが多く，表情も硬い．退院後の生活について自信がなく，どちらかというと引きこもり臥床がちである．		
5）孤独と人とのつきあいのバランス			他患者との交流はほとんどない．姉とは面会でも落ち着いて話すことができている．看護師に対しても聞かれたことだけ返事するのみである．	
6）危険の予知（自分を守る能力）			現在のところ自殺願望もなく，服薬は看護師管理で問題なくできている．自分のつらさについて他者に相談したり，援助を求めることができていない．	

◆ アセスメント

　Fさんは夫のがん再発により次第に抑うつ的になり，夫の死が引き金になり，精神的な危機状態に陥ったものと理解できます．子どものいないFさんにとっては，夫との生活が大きな位置をしめており，夫の死という大きな喪失をFさんは現実的に受け止めることができず，混乱状態になったといえます．治療を開始し現在3か月が経過したわけですが，当初の不安や焦燥感および心気的訴えは薬物療法によりコントロールされ，現在は意欲の低下，活動性の低下，食欲不振，セルフエスティームの低下などが問題になっています．ほぼ声かけにより，病棟内での生活は維持されています．キーパーソンである姉夫婦は協力的であるため，今後，抗うつ薬の調整をしつつ，外出や外泊を重ね，夫の死を現実として受け入れることができるように支援していく必要があります．また療養生活を通して，リラックスしたりのんびりしたりする時間を楽しむことにより，安心感や自信を取り戻せるように援助する必要があります．

◆ セルフケア上の問題の明確化および長期目標・短期目標

　病棟内での活動を利用し，楽しんだり，リラックスできる時間を増やすことにより，安心感やセルフエスティームを高めること，また低下しているセルフケアを看護師の声かけにより補う必要があります．また，将来的には，Fさん自身の希望を確認しながら夫の死をFさんなりに受け入れることができるように，姉同伴による自宅への外出，外泊を重ねるという目標を設定することができます．

長期目標
　夫の死を現実的に受け入れることができる．退院後の生活を現実的に考え，その準備をすることができる．

短期目標
1）受け持ち看護師とともに1週間の活動スケジュールをたて，表にすることができる．
2）スケジュールにそって，毎日1回以上は病棟のプログラム（レクリエーション活動やグループ活動，病棟内活動＜例：ラジオ体操，ウォーキング＞）に参加し，リラックスしたり，気分転換をすることができる．

3）食事を中座することなく自力で7～8割摂取することができる．
4）入浴は看護師の一度の声かけにより，週3回の入浴日の中で自分で選択して2回入ることができる．
5）姉と面会をしたり，ともに外出することにより，現実的な会話を通してゆったりとした家族との交流の時間を持つことができる．
6）2）～5）について，生活の振り返りの話し合いを受け持ち看護師とともに1週間に1回できる．

◆ 看護計画，実施

短期目標にそって看護計画は立案され，実施することになります．

短期目標1）に対して
　　毎日のスケジュールをFさんと話し合い，1週間分を一覧表にし，床頭台近くに貼っておく．

短期目標2）に対して
　　①看護師はFさんが参加予定のプログラムに参加していないときに，参加を促す声をかけるようにする．また，Fさんの状態を確認しながら，スケジュール以外のプログラムへも参加ができそうであれば，声をかける．
　　②Fさんが参加したときには，看護師も一緒に活動に参加し，Fさんのできていることを肯定的にフィードバックする（例：参加をねぎらう，ともに楽しむ，おもしろかったこと，よかったことを言語化し伝える，作業中には気楽な世間話をする等）．

短期目標3）に対して
　　①食事が始まる前に料理の話題などの話をしながら，Fさんと今日のメニューを確認しておく．
　　②Fさんが食べられないときに，Fさんに看護師が声をかけ助けることを伝えておく．
　　③食べにくいときにはFさんの食欲が進むような，補助食品（例：梅干やふりかけ）などを使用してみることを提案する．
　　④1日トータル量として7～8割を目標とし，嫌いなものを無理にすすめるようなことは避ける．好みの間食などがあれば，それをおやつとして楽しみの時間をつくる．

短期目標4）に対して
　①入浴時にＦさんに，担当の看護師が必ず声を一度かけ，その後は見守る．
　②Ｆさんが入浴の準備をする様子が見られない場合には，再び声をかけ，様子を見て必要なら誘導する．
　③入浴は週3日可能なので，Ｆさんに入る日を決めてもらい，その日に看護師がかかわることを伝えておく．

短期目標5）に対して
　①姉自身の考えやＦさんへの思いを事前に確認し，十分情報を交換しておく．
　②姉と面会中あるいは外出中の様子を終了後に姉への面接をとおして確認し，合わせて姉をねぎらう．
　③姉と自宅への外出により予測される問題について，事前に検討し，姉が予測を持ちながらＦさんに付き添うことができるようにする．
　④問題がなければ，自宅への外出を計画していく．姉からの情報，Ｆさんの状態について，チームカンファレンスを開き検討した上で，夫のお墓参りなども視野にいれた段階をふまえた退院の計画をたてる．

短期目標6）に対して
　①1週間の生活の振り返りを看護師と話し合い，リラックスや気分転換に役立ったかどうかを検討する．何がおもしろかったのか，何を次週はしてみたいか，参加中のＦさん自身の気持ちや意向を確認する．
　②1週間の生活の中で，不安や困ったことがあったかなどを話し合う．不安が表出されたときには，受け止めながら，Ｆさんなりにできていることを強化し，解決したい課題や

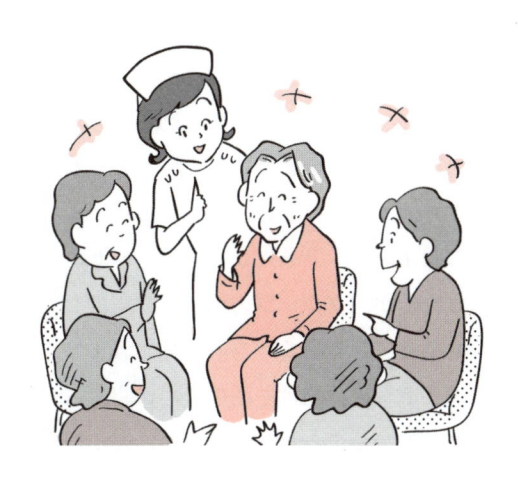

問題についてはともに話し合い，解決策をさぐる．グループディスカッションの場を活用した方がよい場合には，それをすすめる．

◆ 評　価

短期目標にそって立案された看護計画を実施し，評価することになります．

実施1
受け持ち看護師がFさんに1週間のスケジュールをわかりやすく紙に書くことを提案しました．Fさんは，いつも毎日のスケジュールをその日に看護師にいわれて気づいているという状態だったので，看護師の提案を受け入れ一緒に表をつくることができました．大きな字で書くことで，見やすいものにし，ベッドサイド横に貼りました．Fさんと毎朝の検温時に今日のスケジュールを確認するようにしました．

実施2
午前中のプログラムで毎日あるストレッチ体操と週1回の女性グループ活動は，放送の案内だけで自ら参加することができていました．これは午前中のスケジュールの確認を毎朝している効果があるものと考えられます．ストレッチは15分ほどですが，看護師に聞かれると「やってみると気持ちがいい」と自分なりに心地よさを実感することができていました．女性グループ活動は，女性患者さんだけのグループ活動ですが，お茶を飲みながらみんなで体を動かしたり，簡単なゲームをしたり，絵や字を書くなど，参加者の希望を取り込みながら，グループ活動が実施されています．グループ活動中のFさんの表情は硬さがとれ，毎回の活動に自分なりに参加することができていました．やや複雑なゲームや活動内容になると指示がのみこめなかったりということがありましたが，グループの場で看護師によりサポーティブな対応を受けることで，そうしたことも負担になることはなく参加できていました．看護師もともに楽しみながら，間違いや勘違いをみんなで笑いあったり，Fさんが達成できたことを「やったね」「すごい」「なかなか，できないよね」などと言語化し，グループの中でFさんに返すことにより，Fさんもうれしそうにしたり，喜んだりする様子がみられました．Fさんが自ら発言をしたり，何かやりたいことを提案するということはありませんでしたが，グループの場での肯定的な声かけはFさんのセルフエスティームを上げるためにも，継続していく必要があると思われました．

午後の毎日あるウォーキングとテレビ体操は午睡のために寝過ごして忘れていることがありましたが，看護師が声をかけると参加することができました．週1回のリラクセーションのグループは楽しみにしているようで，グループでは歌を歌ったり，単純な手遊びゲーム，カードゲーム，

ジェスチャーゲームなどを楽しんで参加することができていました．臥床しているときの硬い表情とは異なり，穏やかな笑いやリラックスして楽しんでいる様子が確認されました．以上より，女性グループ活動，リラクセーションのグループに参加することはＦさんがリラックスしたり楽しんだりすることを可能にしていることがわかりました．現在各週１回のグループに参加していますが，リラクセーションのグループは週２回に増やすことで臥床している時間を減らし，Ｆさん自身も自分の余裕を感じる機会を増やすことができるのではないかと思われます．毎日あるストレッチ，ウォーキング，テレビ体操は，体調が不良でない限り，このまま継続していくことで体力低下や運動不足も補え，あわせて生活リズムを整え，気分転換をはかることにつながるものと考えられます．

実施3

食事については料理の話をしながらその日の食事のメニューを確認することを毎日しました．受け持ち看護師との看護面接をとおして，Ｆさんは肉が嫌いで魚が好きと，食事の好みはふだんの生活でもはっきりしていたことがわかりました．もともと食欲はなかったけれども肉を見ると下膳したくなってしまうということなので，栄養士にも連絡し，Ｆさんの希望を伝え話し合った結果，少しでも食事が進むように肉のメニューのときには野菜中心の特別メニューにしてもらうことになりました．血圧はもともと低い方なので，梅干やふりかけなどの補助食品を食欲のないときには利用してみることも話し合われました．

その後，Ｆさんが食事に手をつけずに下膳してしまうことはなくなり，半分程度から全量摂取することができていました．週に２回，１日量が７割に達していないときがありましたが，無理に勧めるのではなく，しばらくこのまま様子を見ていく必要があると思われました．間食はもともとしない習慣だったため，Ｆさんにおやつを用意することは実施しませんでした．

実施4

入浴は「動いていないから汚れない」「面倒だ」ということでＦさんは自ら入ろうとはしませんでした．このため看護師は「レクリエーションが午後あるから……」「お姉さんの面会があるから……」と午後の予定を伝えながら，入浴を勧めるようにしました．受け持ち看護師が，Ｆさんに入浴中困るようなことはないかと確認すると，「初めて入浴したときに浴室で立ちくらみがして倒れそうになり，こわかった」ことを語りだしました．そのときに助けを求めることが自分からできなかったことがわかりました．Ｆさんが訴えていた倦怠感や立ちくらみは内服している抗うつ薬の副作用が考えられ，入浴中，起立性低血圧による転倒の危険が考えられるため，看護補助者が浴室に入ることを伝え，入浴を勧めました．Ｆさんは，納得したようで，その後はスタッフがいるのを確認すると，自分で入浴するようになりました．あわせて血圧の測定もすることで，日ごろから体位を変えるときには注意するように伝えました．

第5章　事例の展開

実施5

　姉は当初Fさんの人が変わったような態度や攻撃的な言動にショックを受けていましたが，落ち着いたFさんと交流することで次第に安心してFさんにかかわることができるようになりました．Fさんの面会に週1回から2回来ては，差し入れたおやつを一緒に面会室で食べたり，近くに外出したりし，洗濯物を持ち帰っていました．姉によるとFさんは面会中，表情は穏やかで，落ち着いているということでした．かつてのように，自分から話しだし冗談を言うようなことはありませんが，次第によくなっているのではないかと姉は喜んでいました．受け持ち看護師は姉の協力をねぎらい，面会がFさんにとってとてもよいリラックスの場になっていることを伝えました．Fさんは，姉との会話でも，夫のことにふれることが全くないので，夫の死についてどのように受け止めているのかが，姉もわかりかねるようでした．

　Fさんは留守にしている自宅のことを心配していましたが，姉夫婦が3日に1回でかけ，庭の手入れや，部屋に外気を入れたり，掃除をするなどしてくれているのを聞いて安心しました．姉に，Fさんは自宅へ衣類をとりに一度外出してみたいと話したので，初めての外出時を姉夫婦が同伴で計画してみることになりました．自宅への外出中，不安定な様子が見られたら早めに帰院することにし，帰院後には外出の評価をすることになりました．今後は，自宅への外出の様子を見ながら，外泊は姉宅への外泊を重ね，退院後の生活について考えていくことになりました．

実施6

　Fさんは1週間に1回受け持ち看護師と生活の振り返りの面接をすることに同意し，毎週月曜日にその機会を持つことにしました．Fさんは受け持ち看護師が，困りごとや相談したいことがないかたずねると，食事とお風呂を無理に看護師にすすめられることがいやだと話し始めました．Fさんから，食事の好き嫌い，入浴時のこわかった経験が語られ，それぞれ看護チームで検討し，実施3と実施4のような対応をすることでFさんがセルフケアできるように援助していきました．そのほかの困ったことについてたずねると，「元気がでない」「もとの生活に戻れるのか自信がない」と話していました．受け持ち看護師が，うつの回復までの経過を説明し，時間も大事な薬になることを伝えました．また，入院当初よりも回復し，うまくセルフケアできているFさんの現状をフィードバックしていきました．Fさんは，確かに入院当初に比較すると，随分楽になってきたことを認め，今の自分がこれからも変わっていくことへの小さな希望を持つようになっていきました．

　姉宅への外泊を重ねながら，Fさんは自宅に姉と外泊してみるようになりました．夫のお墓参りも入院後4か月目にはすることができました．姉夫婦と夫の思い出を話したり，夫のことが何気ない会話の中ででてくるようになってきました．5か月目に入り，Fさんは自宅へ単独外泊をすることになるまで回復し，自宅への退院を希望するようになりました．

【事例展開 6】精神（急性期）看護の事例

境界型人格障害者の場合

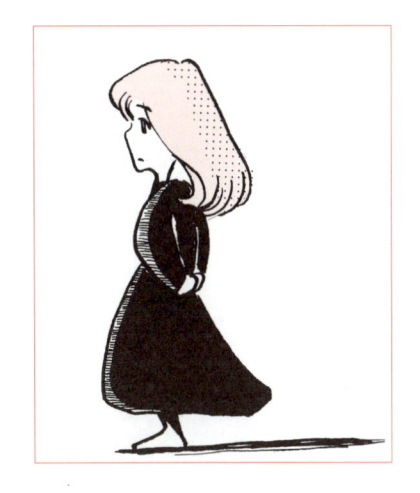

◆ 情報の収集

対象者の背景

　Gさん，23歳，女性，境界型人格障害．目鼻立ちがはっきりしており美人で身づくろいもきれいです．髪が長く優雅な印象を受けます．

健康状態

　身体的な状態については，特にこれまで問題はありません．現在も特に問題はありません．

これまでの既往歴および入院までの経過

　高校卒業後，私立の美術大学に進みましたが，2年生で中退しています．大学時に知り合った男性と21歳の時に同棲をはじめ，22歳で結婚しました．結婚後，自宅で主婦をして暮らしていましたが，夜，夫が帰ってくると「私のことなんか大事じゃないんでしょう」と**突然ベランダから飛び降りようとしたり**，**手首を切ったりすることが毎晩のように1週間続くことがありました．**対応しきれずに夫が警察に連絡し，Gさんは警察官に保護されて精神科病院に入院となりました．入院に関しては同意したため任意入院となりました．入院時は，落ち込みが強く「私は死ねばよかったんだ」といい，シーツで首を吊ろうとしたり，他の患者さんの部屋から化粧瓶を盗み，それを割って自分の手首を切る等の危険な行為がみられました．

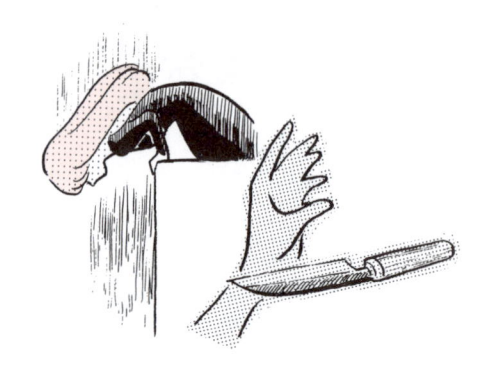

精神状態の査定

① **一般的な態度**：ぶっきらぼうでややふてくされた表情，言動がみられました．
② **感情**：1日の中での変動が激しく，朝は機嫌がよかったかと思うと，お昼に家に電話をかけて，退院しても家の者が対処できないといわれるとテレビを壊したり，窓ガラスを割るという行為がみられました．夜になると落ち込みだし，抗うつ薬をためていて飲んでしまうこともありました．
③ **思考の流れ**：気分が高揚しているときは普通のリズムで話しますが，落ち込んでいるときには話し方がゆっくりです．また，退院させることができない，または面会に来られないといわれると，見捨てられた感情がわき，行動化（自分の感情を表現できずに行動に移すという）を起こすことがありました．
④ **思考内容**：自分が受け入れられるかを常に考えています．また，夫や実の母との話で，うまく自分が受け入れられたと感じないと強迫症状がひどくなり，洗いすぎで手が荒れ，真白になるような状態がみられました．また，食事前や寝る前の強迫行動が多く，なかなか入眠できないこともみられていました．
⑤ **認識**：自分が受け入れられるかどうかについての不安が強くみられました．
⑥ **意識**：現実見当識はしっかりしており，集中力，記憶力もしっかりしていました．
⑦ **洞察と判断**：状況によっては，自分自身の行動を振り返ったりできる場合もありますが，落ち込んでいる場合や見捨てられたと感じている場合に自分の行動を振り返ることができません．さらに，退院や日常生活において具体的な現実的な目標を設定することが困難な状況がみられました．

これまでの日常生活

　同棲中および結婚後は主婦をしていたとはいうものの，夫の仕事は夜遅く終わるため，食事はつくる必要がなく，まったくつくっていなかったといいます．自分は，できあいのものを買ってきて食べていました．夜は夫が帰ってきて午前3時頃に眠り，午後1時頃に起き（夫は自分で起きて仕事に行っていた），さらに起きてからは手洗いなどで忙しく生活していたようです．夫はこのような状態に対して特に何も思わなかったということでした．また，食事をつくらなくても特に何かいうことはしなかったそうです．本人は一人の時間が長すぎたり自分が見捨てられたと感じると行動化を起こしたり，手を洗う回数が多くなるということでした．

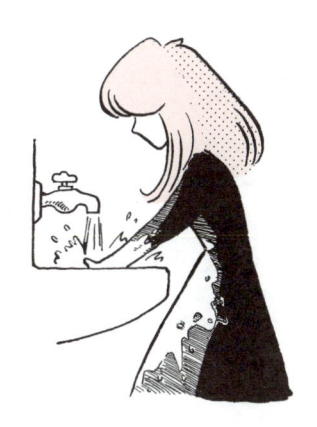

ソーシャルサポート

　夫は本人の症状や病気に関してはまだ理解がありませんが，本人の状態を心配はしている様子でした．夫が，どこまで本人の状態につきあえるかについては，まだ明らかではありません．本人の母は，本人を心配しており，入院や医療に関することでは経済的に援助するつもりでした．患者本人と母は患者の結婚前は二人暮らしをしていました．患者は母には自分の気持ちを表現しているようでした．

現在のセルフケアの状態

普遍的セルフケア要素	レベル1（全代償システム）	レベル2（一部代償システム）	レベル3（支持・教育システム）	コメント
1）空気・水・食物			食事は自分で食べられるが時間を喚起させたりする必要性あり．	
2）排泄				問題なし．
3）個人衛生		洗濯・手洗いの時間が長く動作を止めたりすることが必要になる．		
4）活動と休息のバランス		昼夜逆転しておりそのことで生活のペースが乱れがちであり，生活時間の調整が必要になってくる．		
5）孤独と人とのつきあいのバランス		夫，実母と安定した関係がとれず行動化へつながる．他の境界型人格障害の患者と仲よくすごす．		
6）危険の予知（自分を守る能力）		家族や看護師との会話の中で自分が見捨てられたと感じると行動化を起こす．		

◆ アセスメント

　現在，落ち込みによる気分変動，強迫観念・強迫行動により特に食事，活動と休息のバランス，個人衛生，自分を守る能力，正常性の促進というセルフケア上の問題がみられます．
　また患者は，夫が自分の行動化に対応できないことを知れば知るほど強迫症状が強くなっていました．夫，母親も患者の行動化に，どう対応していいのかわからないといった状況でした．

◆ セルフケア上の問題の明確化および長期目標・短期目標

長期目標

　夫の患者への期待は症状を調整しながら生活が送れればよいというもので，食事をつくってほしいとか何かしてほしいという要求はありませんでした．一方，母親は患者の行動化が激しいので，夫の帰りが遅い間に行動化が起こることを心配し，患者，夫，母親と同居できればと考えていました．夫は同居してもかまわないという意思を持っていたため，退院後は，夫，患者，母親と同居し，一人の時間をどう患者が過ごすかということと，患者の症状悪化を防ぐためにどのセルフケアを促進するかということが重要なポイントとなりました．しかし，ここでさらに考えなければならないのは，患者の症状悪化はどのような時に起こるのかということです．このためには患者の病棟での生活を注意深くみていく必要があります．その際，患者は見捨てられ感が生じると強迫症状が活発になり，生活時間がずれていくこと，またその結果，睡眠時間が少なくなることで余計落ち込みが激しくなるというサイクルをとることがわかってきました．
　したがって，長期目標としては，
1）症状悪化を防ぐために睡眠時間を十分にとること
2）一人の時間を少なくするよう，夫，母親のサポートを受けながら自宅で生活をし，症状コントロールができること
が目標となります．

短期目標

　では，短期目標はどうでしょうか．長期目標を満たすために短期目標をたてると下記のようになります．
1）何時間の睡眠時間が強迫症状を減らすかについて考えてみる．

2）何時間くらい一人の時間に耐えうるかについて，外泊をくり返しながら練習してみる．
3）落ち込みが激しくなった時や強迫症状が活発になったときに気づき，そのコントロールの方法を学ぶ．

◆ 看護計画，実施

そして看護計画では，上記の短期目標を満たすための看護計画がたてられることになります．

①病棟での生活の中で睡眠時間と強迫症状との関係について，1日に1回，**看護師と振り返りながら考え，実際にやってみることになりました**．

②外出，外泊をくり返しながら，どれくらいの時間だと一人でいられるかについて看護師と振り返り，その一方でどのような生活だと一人以外の生活が送れるかについて考えました（ヘルパーさんの活用，1週間に2回のデイケアなど，いくつかの選択肢をだしながら患者の決定を促しました）．

③**落ち込みが激しくなるときがどのようなときなのかを看護師と振り返りました**．さらに，強迫症状に対しては限界の設定を一緒に決めながら，どのようなときに強迫症状が強くなるのかを看護師とともに生活を振り返りました．そして，どのような生活時間を1日の中で，また，1週間の中で組みたてていくかについて検討し，実際にやってみて，それを振り返ることをくり返しました．さらに，落ち込みが激しくなったり行動化を起こしそうになったときに，睡眠を十分にとる，活動をしてみる，頓服用の薬を飲む，誰かと話すなどの方法をとってコントロールできるかなどについて話し合い，実際に一緒にやってみる練習をしてみました．患者は夫が，自分の行動化のときに，頭をかかえているのをみて余計，不安になり，行動化をくり返していました．本人は1日の生活の振り返りの中で，このことに少しずつ気づいていきました．

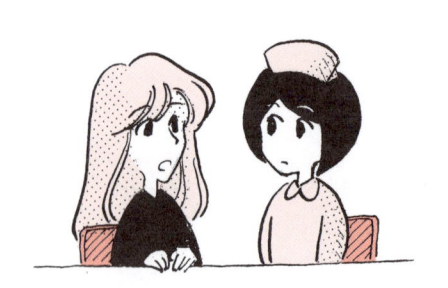

④**家族（夫，母）に対して，患者の症状の出現時の意味，そのコントロールの方法について家族教育を 2 週間に 1 回のペースで計画し，実施しました**．そして病棟での患者へのケアや行動化のときの対処方法を伝え，家族が患者の行動化の意味を理解したり対処できるようになることを目的として話し合いをしました．また家族，患者ともに外泊時の様子について，振り返り，お互いが自分の気持ちを健康的に表現できることを促していきました．

以上が看護計画と実施された内容です．同時に患者は治療として精神分析的精神療法を精神科医により受けていました．

◆ 評 価

　この患者の場合，1 週間に 2 日のデイケア，2 日のヘルパーの活用（一人の日があるので），2 日は母と過ごす（母の仕事が休みの日），1 日は夫と過ごすことで，1 週間の生活時間が組みたてられました．さらに 1 日は一人の時間を少なくするために，朝遅く起きて活動をはじめますが，10 時間以上寝ること，落ち込みが強くなったら睡眠をとってみる，それでもだめだったら薬を飲む，それでもだめだったら病院の外来にくるということで行動化にいたる前に対処する方法を学習してもらいました．さらに家族に対しては，心理教育とロールプレイを通しながら患者の症状出現時の対処，特に注目しすぎない，いくつかの対処方法を患者に勧めていく，いつ病院へくるかなどについて学習してもらいました．看護計画自体はスムーズに進んでいきましたが，入院から退院まで合計 4 か月を要しました．しかし患者は自分の症状の悪化と生活との関連を学び自分でコントロールしようとし，さらに家族は，患者の症状悪化と生活との関連を理解し行動化への対処もでき，安定して患者を見守ることができるようになり，患者もより安定した生活を送れるようになりました．

【事例展開 7】精神（慢性期）看護の事例

統合失調症の患者の場合

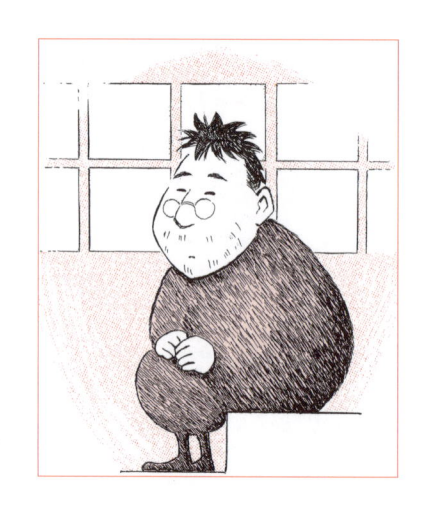

◆ 情報の収集

対象者の背景

　Hさん（47歳，男性）は身長175 cm，体重は95 kg，体格がよく太り気味，髪はぼさぼさで無精ひげが伸びています．
　服装は一日中，上下スウェットスーツで過ごしています．眼鏡をかけ，穏やかな印象のする人です．

健康状態

　間食による過食や運動不足から肥満となっています．身体的な検査データについては，かつて脂肪肝と診断されたことがありますが，現在は特に問題は指摘されていません．

これまでの既往歴および入院までの経過

　大学へ進学後，独語，引きこもり，家庭内暴力が激化し，近医の精神科クリニックを受診し統合失調症と診断されました．Hさんは治療には拒否的で，通院はすぐに中断してしまいました．母親が医師に相談しては，隠すようにして抗精神病薬の水薬を内服させていました．大学を卒業後，就職しましたが，1か月ほどで「自分が誰かにねらわれている」という妄想や，「おまえを殺してやる」という幻聴がひどくなり，不眠，昼夜逆転，易刺激的となってきました．異変に心配した上司と母親に付き添われてHさんは精神病院を受診しました．以降8回の入退院をこれまでにくり返していますが，世話をしていた母親は亡くなり，ここ8年間は入院が続いています．

精神状態の査定

①**一般的な態度**：ぼーっとした様子で一人でいることが多く，動きはあまりありません．声は低く，下を向き，こもるような話し方をするために，聞き取りにくく，感情もつかみにくいです．

②**感情**：あまり大きな変化はなく平坦で，どのような表情を抱いているのか，はかりかねます．自分の感情を表現したりすることはありません．

③**思考の流れ**：簡単な挨拶程度の話題であれば普通のリズムで話ができますが，話題が広がったり，自分の考えや気持ちを話そうとすると突然「冷戦構造が終わり，アメリカは北朝鮮とソビエトが，やっぱり中国人に敵対しているから，スイスも中立国にならなくてはいけないんでしょうね……」や「ヘーゲルの観念哲学ではカントは問題にならないんです……」などと哲学的内容や観念論的話題を脈絡なく話しだしてしまい，相手とのコミュニケーションがはかれなくなってしまうことがよくあります．

④**思考内容**：食べ物のことや聞きたい CD の音楽のことを考えていることが多い様子です．相手との関係の中で自分自身のことを考えたり，気持ちを話そうとすると現実的な思考内容ではなくなり，観念論的な内容になってしまうところがあります．また，「夜，誰かが自分にいたずらしているような気がする，襲われているのかもしれない」などと話すことがあります．

⑤**認識**：強い不安や恐れ，強迫的言動，暴力などはありません．

⑥**意識**：現実見当識，記憶力はしっかりしています．自分の関心や興味のあることには集中して取り組むことができますが，そうでないことには自分の世界にこもってぼーっとしていることが多い様子です．

⑦**洞察と判断**：自分の将来への不安はHさんからはまったく語られません．日常生活においては自分の興味や関心があること（食べ物，CD）については，他の患者に物を借りたり，貸したりできています．

これまでの日常生活

大学在学中に発病しましたが，留年したものの何とか学業を継続し，卒業することができました．日常生活上のセルフケアは主に母親に依存していましたが，友人との交流もあり，自分の専門とした勉強にも前向きに取り組むことができていました．就職してからは1か月弱という短い間でしたが，通勤し，新しい環境への適応に挑戦した時期がありました．発病後から20歳代の期間は，3か月から半年という入院を5回していますが，この間は自宅にもどると簡単なアルバイトをしようと挑戦はするものの，どれもうまくいかず自分から行かなくなってしまったり，解雇されることがくり返されました．次第に外出することも少なくなり，一人で過ごすことが多くなってきました．日常生活は母親が食事のしたくや片付け，部屋の掃除，整理整頓，洗濯，衣類の管理，身づくろい，入浴の準備・促しをしていました．自分の部屋で好きな音楽を聴いたり，

テレビを見たり，間食することを好んでいました．

　30歳代に入ってからは3回の入退院をくり返しています．1回の入院期間は2年から3年と，自宅にいるよりも入院している期間のほうが長い状態となっています．ここ最近の入院生活ではほとんど外出することもなく，食べることと音楽が楽しみで，一人で過ごすことが多い状態でした．

ソーシャルサポート

　Hさんの父親はHさんが20代のときにがんで亡くなり，母親は3か月前に脳血管障害で亡くなっています．現在の家族は兄（55歳）と姉（52歳）の二人です．8歳年上の兄は結婚し県外に住んでいます．5歳上の姉はHさんの入院している病院のある隣町に居住しています．兄，姉ともに家庭をもち働いています．母親の亡き後，兄がHさんの扶養義務者となりました．経済的には兄，姉が負担してHさんの療養生活を現在支えています．兄は遠方にいるために，面会には2か月に1回来るのがやっとの状態です．姉は，月1回医療費の入金をすませると本人に会わずに帰ることが多い状態です．兄は長男として，弟のことを不憫に思う気持ちもあるようですが，具体的にはどのようにしてよいのかわからない状態です．また兄，姉とともに自分の配偶者やその親族にはHさんの病気のことは知らせていません．

現在の治療

　薬物療法の内容は，①リスパダール8 mg，アキネトン6 mg，朝・夕食後
　　　　　　　　　②ロヒプノール2 mg，ヒルナミン25mg，就寝前
　この他に下剤を適宜内服しています．

患者・家族のおかれている状態と今後の希望

　Hさんは退院後自宅へ戻ることを希望していますが，兄姉はこのまま病院で生活できたらと考えています．

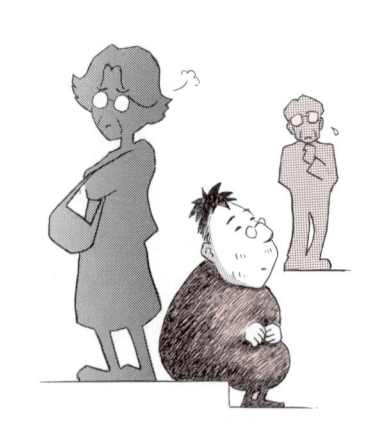

現在のセルフケアの状態

普遍的セルフケア要素	レベル1（全代償システム）	レベル2（一部代償システム）	レベル3（支持・教育システム）	コメント
1）空気・水・食物			食事は全量摂取できているが，菓子類や甘味飲料の多量摂取による肥満が起きているため，自分なりにコントロールするための教育的援助が必要である．患者自身がコントロールの必要性をどう理解しているかははっきりしていない．	
2）排泄				問題なし．
3）個人衛生		更衣，洗濯を自分からはしようとしないため，不潔な状態である．衣類や身辺の物品の管理ができず，いつもベッドの周囲は物が散乱している．看護師が注意すると不満気にしている．Aさん自身は必要性を感じていない．		
4）活動と休息のバランス		ほぼ1日中ベッドで臥床して過ごしている．午前中は入眠していることも多い．午後は，ベッドの上で好きな音楽をCDで聴いていることが多い．主な外出先は，お小遣いのある間は病院内の売店に，自分ででかけてほしい物を購入する程度である．お小遣いは看護師が管理し，月に2回5,000円ずつ患者に渡している．小遣いは2〜3日で使いきってしまい，お金がなくなり困る状況が見られる．夜間はときに入眠困難を訴えることもあるが，だいたい睡眠状態はよい．		
5）孤独と人とのつきあいのバランス		ほとんど一人で過ごしている．他の人との交流は簡単な挨拶程度である．コミュニケーション能力に顕著な障害が認められる．現実的な会話を続けて話すことができず，一方的に抽象的な話題を話しだしてしまい，他者との意思の疎通がむずかしい．お金がなくなると，自分のCDを売り現金を手に入れるという人とのやりとりはできている．		
6）危険の予知（自分を守る能力）			自分が困った状況に陥っても，相談したり，援助を求めることができず，一人で考え込んでしまう．	

◆ アセスメント

　Hさんは引きこもり傾向が強く、自閉的で、被害関係念慮がときおりみられますが、食事、睡眠、排泄といった基本的なセルフケア行動は自立しています。しかしながら、**孤独と人とのつきあいのバランス、個人衛生、活動と休息のバランス**について、それぞれ問題があります。特に精神症状である思考の流れや思考内容の拡散がコミュニケーション機能の障害をきたし、対人関係のセルフケアに大きな影響を与えています。また、8年という長期間にわたる制限のある入院生活が継続していることや、数少ない重要他者である母親のサポートがここ1年ほどで次第になくなったことが、**孤独と人とのつきあいや活動と休息のバランス**に影響しています。また、入院以前の生活をみると、もともと母親に食事、環境の整理整頓、洗濯、衣類の管理などは大きく依存していたため、これらのセルフケア行動を自分で行うことを学習する機会がなかったと推測されます。また、現在の入院生活における活動の範囲もごくわずかであり、人との交流も限られているため、Hさん自身も身づくろいや清潔についての必要性を感じていないため、個人衛生のセルフケアができないものと思われます。

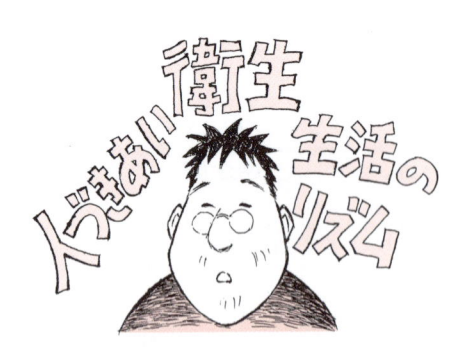

◆ セルフケア上の問題の明確化および長期目標・短期目標

セルフケア上の問題の明確化

　Hさんの場合、①うまく自分の気持ちや相手に伝えたいことを伝えられない（Hさん自身のソーシャルスキルの不足）、②伝えても入院生活という環境のために実現できない（選択肢や意思決定の限られる環境）、③その結果、自分からは語らないという状況（Hさんが入院生活で学習し適応した）が長い入院生活の間にできあがったことが推測されます。「セルフケアへの援助」

は看護師主導の「日常生活援助」と異なり，看護師が援助される側の個別性や調整の主体者としての自立性をより積極的に大事にします．主体者の自立性を大事にするということは，まず主体者であるHさんは何を考え，何を望んでいるか理解する必要があります．

また，Hさんの場合にはHさんが看護師に安心感が持て，自分の問題をともに考えていってもらいたいと感じられるようなかかわりを持つことが，出会いの段階では必要になります．そして，看護師側で問題に感じているセルフケアの中で，共有できそうな問題から一緒に考えて取り組む必要があります．なぜならHさんはこれから先，兄姉宅で生活をすることは今のところ困難であり，援護寮やグループホームなどの中間施設を活用し，最終的には単身でアパート等を借りて生活することが考えられます．こうしたプロセスを踏んでいく中では，自分の望む生活をするには周囲の人々との関係の中でうまく相談したり，助けてもらいながらやっていくことが必要になるからです．

個人衛生については看護師の注意や声かけには逃げるようにしたり，むっとするなどの反応があり，またHさん自身もニードがないために看護師から提案しても，現在のところは無理であると思われるため，共同で取り組む事柄としてはあげないことにしました．間食の過食も唯一の楽しみであり，そのもののコントロール（過食しない）はニードと一致しないと判断されました．何がHさんの困りごとかというとお小遣いがすぐになくなってしまい，電池が買えないので大好きなCDが聴けなくなってしまうという問題でした．そこで，お金をどのように管理していくと，好きな音楽が聴けなくて困る事態にならずにすむかというテーマはHさんと共同で取り組めるかもしれないと思われました．また，この問題はお金のあるうちにお菓子をたくさん買い込んでしまい，過食するという問題とも重なるので，間食の制限から入るのではなく，CDの音楽が聴けないことを解決することを目標にしたほうが看護師と共同して取り組みやすいと判断しました．

また，Hさんの場合には他の人とのコミュニケーションがうまくとれずに，なかなか現実的な人との関係の中で，楽しんだり，リラックスできません．その結果，一人で自分だけの世界で苦しんだり，悩んだりする，あるいは空想的な世界に引きこもることがますます多くなっていると考えられます．Hさんの場合，相手の反応をみながら，自分の伝えたいことを相手に伝えたり，要求したりする練習をすることにより，うまく他の人の力を得ながら自分のニードを満たすことができると考えられます．そこで，コミュニケーションスキルの練習をするSST（社会生活技能

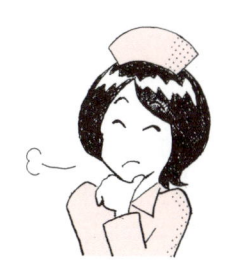

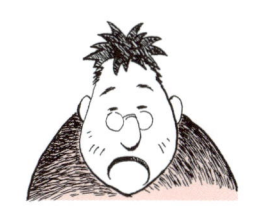

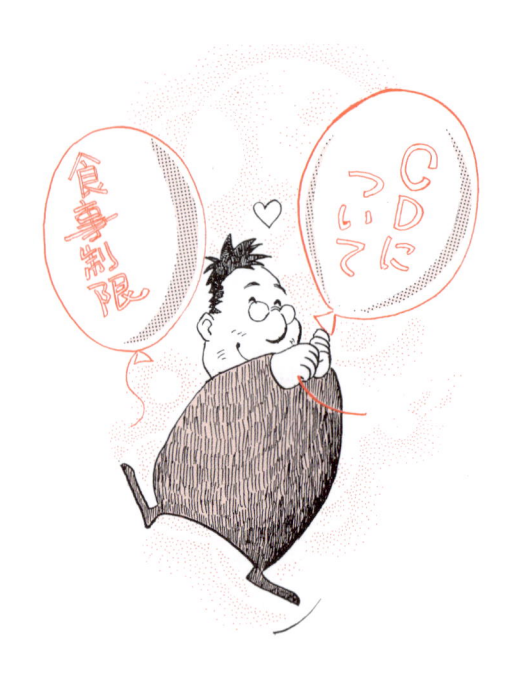

訓練)への参加を促すことも，Hさんにとって役立つものと考えられます．
　また，家族の側の心理社会的状況や，Hさんへの心情やHさんに望んでいること，医療サービスへの期待を理解することは，これから先，本人の希望や目標をどのように実現していくとよいのかを考える上で，必要になります．また，看護師はHさんだけではなく，不安やとまどいの中にある兄姉に対して「一緒に問題に取り組んでいきます」というメッセージを伝えつつ関係づくりを目指す必要があります．セルフケアの援助とは患者本人だけに注目するのではなく，患者をとりまくソーシャルサポートの中でも重要な役割を果たしている家族にも焦点を当て，同時併行で両方を支えることが必要になってきます．

長期目標
1) 看護師とともに将来の自分の生活について，現実的な見通しを持ち準備できる．
2) 兄姉とHさんの将来の生活について具体的に話し合うことができ，兄姉の協力をもとに，目標の実現ができる．

短期目標
　長期目標を実現するには以下のような短期目標をたてました．
1) 看護師とリラックスして簡単な話題で5分程度，毎日話ができる．
2) 1週間に2回，15分～20分ほど受け持ち看護師と生活の中で困ったことや，解決したいことを話し合うことができる．
3) 2)の中でお小遣いの管理方法について看護師と話し合うことができる．

4）コミュニケーションスキルの練習をした方がよいことに気づき，SST の見学ができる．
5）SST へ週 1 回参加し，会話の練習ができる．
6）兄や姉の考えや気持ちを聞くことができる．

◆ 看護計画，実施

短期目標にそって看護計画は立案され，実施することになります．

短期目標 1 ）に対して

 ①H さんがだいたい寝て過ごしている午前 10 時〜 11 時の間に，日勤の看護師は必ず A さんのベッドサイドへ行き，天候，ニュース，好きな音楽（1970 年代のアイドルの歌）や CD の話題で 5 分間話しかけてみる．このとき，H さんのできていない点について指摘をしたり，注意したりしないで，H さんに関心を寄せるようにする．

 ②H さんが会話を楽しめるようであれば，さらに 10 分程度気楽に話しかける．そして，看護師も H さんと話すのが楽しいことを，H さんに明確にフィードバックする．

 ③H さんの話がよく理解できない場合には，「ごめんなさい．わかりにくいのでもう一度大きな声で，はっきりといってほしい」という旨を伝え，H さん自身も自分のコミュニケーションの課題について，現実的に考えることができるようにフィードバックしていく．

 ④H さんが楽しめる話題や，リラックスできる状況について看護スタッフ間で共有し，H さんの理解を深め，対応の工夫をそれぞれのスタッフがはかれるようにする．

短期目標 2 ）に対して

 ①看護計画を実施する過程で，H さんが自分のことを語ったり，困りごとを話すようであれば，受け持ち看護師との定期的な面接により，そうした困りごとや相談の解決に取り組むことができることを提案する．

 ②H さんと看護面接の日程について話し合い，H さんと看護師の都合のよい日時や場所を決定する．

 ③困っていることや，解決したいこと，あるいは自分がどうしたいのかなどについて看護師と話し合い，でてきた問題については，実際にどのようにするのか具体的な対処方法を考え，取り組んでみる．それを次回の面接につなげていく．このときに，話し合われた内容についてはわかりやすく用紙にまとめ，それをコピーして H さんと看護師がともに持ち，次回の面接では，それをもとに振り返りの話し合いを行う．

短期目標3）に対して
　　短期目標2）に対する実施の中で，お小遣いの問題を取り上げてみる．Hさん自身はどうしたいのか，看護師からのアドバイスも伝えつつ，最終的にHさんが具体的な対処方法を選択し，それで実際に取り組んでみることができる．

短期目標4）5）に対して
　①短期目標3）に対する実施と関連して，看護師のフィードバックについてHさん自身が，そのことを自分の課題として考えることに取り組んでもよい様子であれば，コミュニケーションスキルの練習であるSSTのプログラムを紹介し，一度見学してみることを勧める．
　②見学にHさんが同意するようであれば同席し，その後見学した経験について看護師と振り返り，参加を促していく．
　③Hさんが参加に同意するならば，週1回SSTのコミュニケーションスキルの練習に参加が継続できるように，肯定的なフィードバックをしていく．また，練習の課題があるときには協力できる内容については協力し，Hさんのやる気を促していく．

◆ 評　価

評　価　1

　毎日5分間話しかけるという計画については，始めは訪室するといつも寝込んでいる状態で，寝たまま看護師の問いかけに面倒くさそうに応えていましたが，1週間ほどすると，看護師が同じ時間帯に毎日話しに来ることがわかったようで，声をかけるとあわてて起きだし，居住まいを正すというように対応が変化してきました．また，次第に看護師がHさんとの会話を楽しみに来ていることがわかり始めると，Hさん自身も構えずに，安心した様子で問いかけに応えるようになってきました．ただし，ベッドにいるとどうしても眠くなってしまうようなので，看護師と散歩にでたり，お茶を飲んだりしながら話をするようにし，気分転換をはかれるように工夫をしながら，話す時間を10分程度に増やしていきました．Hさんが眠くなってしまうのは抗精神病薬との関係も考えられるため，医師に確認するとともに，実際にどの程度日中入眠しているのか，観察する必要がでてきました．
　Hさんは看護師が自分のところに来るのは，注意をしにではなく，ただ話すために来ているというのがわかった様子で，次第に何気ない話題を話すようになってきました．ただし，話の内容がわかりにくく，リラックスするほどその話す内容は抽象的になり，看護師がたずねると，さらに内容が拡散していく傾向が強くなってきました．このため，Hさんの話がわかりにくくなった

ときには，わからないことをHさんにフィードバックし，Hさんの話を要約して確認しなおしたり，看護師の理解がずれていないか確認したりしていきました．看護師がわからないことを聞き返すと，表情が硬くなることもありましたが，話を拒否したり，中断するなどの行動はなく，どうしたらよいのか自分で考え込んだりする様子が見受けられました．

評価 2

　Hさんは看護師との短いやりとりをくり返す中で，兄姉に連絡をとりたいが連絡先もわからずに困っていることを初めて看護師に相談しました．看護師はHさんの希望があれば，今のような大事な問題について一緒に考えて解決できるように役に立ちたいという考えのあることを伝えました．Hさんは相談にのってほしいという希望をだされたために，看護師はHさんと面接の日時を週2回，月曜日と金曜日に決めて，15分から20分程度，困ったことや解決したいことについて話し合うことにしました．

　始めは兄姉と連絡がとれずに困っていることが話題になりました．当初は，Hさんが母親を亡くし，病棟内でも一人でいることが多く，医師や看護師にも気持ちを話せないことから，家族と話がしたいのかと思っていました．ところがHさんによく話を聞くと，家族に連絡がとりたいのは，お金がなくて電池が買えないために，好きなCDが聴けずに困っているということがわかってきました．そこで，お小遣いの自己管理のこととも関連してくるので，Hさんとの間でお小遣いのことを話題に取り上げました．

評価 3

　Hさんは小遣いをうまく自己管理したいと思っていましたが，管理ができないのは，小遣いが少なすぎるという不満を持っていることがわかりました．確かに，1か月10,000円とすると1日あたり330円程度で，煙草1箱，ジュース1缶が買えるくらいで，これ以上の買い物は難しいことがわかります．Hさんとしては，小遣いを5,000円増やしたいと望んでいました．看護師は小遣いの額が確かに少ないという問題と同時に，Hさん自身の自己管理にも問題があると感じていました．しかし，今はHさんのニードの実現に向けて一緒に取り組んでいく過程をふむことが，今後，共同で様々な課題にとりかかる上で，意味ある経験になると考え，お小遣いを増やすにはどのようにしていくとよいのかを一緒に考えることにしました．ここまでの合意を得るのに，6回の看護面接を行いました．また，実際にはHさんの意思を確認しつつ，理解できないことは何回か確認をくり返すということがありました．

　Hさんはお小遣いを増やしたいというニードがありましたが，兄や姉と連絡がとれずに困っていました．連絡をとることについては，看護師が仲介することができますが，家族との話し合いや交渉は，Hさん自身がしたいという意思を示しました．また看護師もHさんが自分で家族に伝えたいことをうまく伝えることは，今後様々な機会に必要になると考え，Hさんがうまく要求することができるように支援することにしました．看護師からは，コミュニケーションの練習を

するSSTへの参加をすすめました．Hさんは，これにはすぐに同意しました．

> 評 価 4, 5

　Hさんは，さっそく週1回のSSTに参加することになりました．SSTの場では，小さなことでもはっきりとほめられたり，認められるフィードバックがあるために，Hさんはうれしいようでした．Hさんが話しだすと，話す内容が抽象的でわかりにくかったり，話が拡散することもありましたが，スタッフが「いいたいことは○○ですか？」と聞いたり，「Hさんは，こういうことをいっているんじゃないか」とリフレクティングやリフレイミングの技法を用いることで，みんなでHさんが何をいいたいのか考えることが相互作用の中で起こるようになりました．また，わかりにくいということを仲間から率直にフィードバックしてもらうことに，練習の必要性を実感するという体験をしていきました．

　SSTに参加して4か月目に，Hさんは自分の問題である「兄や姉にお小遣いを増やしてほしいことをうまく伝えたい」ということを相談しました．このころになると，相手を見てはっきり話すことは，少しずつできるようになってきました．そして，相手にうまく自分の要求を伝えるためには，相手が自分にしてくれている配慮や好意に感謝の気持ちを伝えた上で，自分の要求を伝えると，理解してもらいやすくなるという練習をしました．看護師が兄との面接の場をつくり，Hさんが兄と直接話をし，お小遣いを増やしたいので協力してほしいことを伝えることができました．兄自身はHさんの，以前とは違う思いやりのある言葉に驚き，お小遣いの件はすぐに了解してもらえました．このように，家族もHさん自身の変化を確認できることにより，次第にHさんに対して共感的な態度を持つようになっていきました．

　Hさんの場合には，かかわり始めて1年後に退院し，援護寮で生活することになりました．当初，家族はHさんの面倒はみられないので，病院になるべく入院させておいてほしいという様子が見受けられました．しかし，次第にHさん自身のことが理解でき始め，家族の負担にならないことがわかると，Hさんの退院にも理解を示し，サポートしていくことに協力的になっていきました．

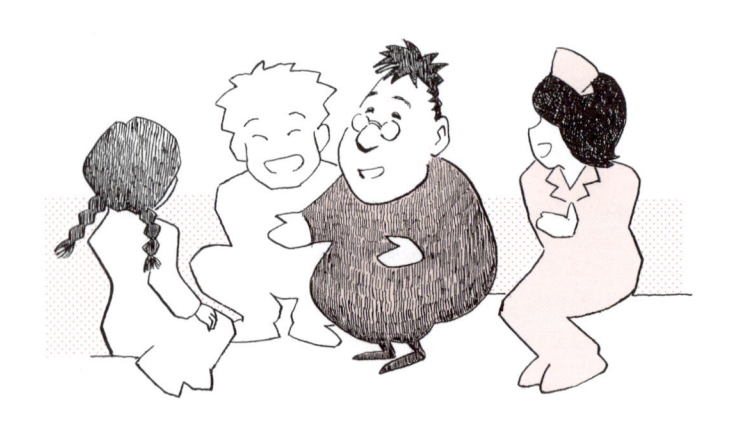

参 考 文 献

1) Cavanagh, S. 著, 数間恵子・雄西智恵美訳（1991）看護モデルを使う① オレムのセルフケアモデル, 医学書院
2) Chafetz, L. (1993) A Nursing Perspective on Severe Mental Illness, Jossey-Bass Publishers
3) Chinn, P. & Kramer, M. 著, 白石聡訳（1995）看護理論とは何か, 医学書院
4) Fawcett, J. 著, 小島操子監訳（1989）看護モデルの理解, 医学書院
5) ジョージ・ジュリア著, 南 裕子・野嶋佐由美・近藤房恵訳（1998）：看護理論集―より高度な看護実践のために, 日本看護協会出版会
6) Kaplan, H. & Sadock, B. (1998) : Synopsis of Psychiatry, 8th edition, Williams & Wilkins
7) 前田重治（1994）続 図説臨床精神分析学, 誠信書房
8) 三上れつ（2001）実践に役立つ看護過程と看護診断 第2版, ヌーヴェルヒロカワ
9) 南 裕子編（1995）基本セルフケア看護, 心をいやす, 講談社
10) 南 裕子・稲岡文昭（1987）セルフケア概念と看護実践, へるす出版
11) Morrison, J. (1995) : The First Interview, The Guilford Press
12) Nursing Development Conference Group 編, 小野寺杜紀訳（1979）看護概念の再検討 第2版, メディカル・サイエンス・インターナショナル
13) 岡谷恵子（1995）看護婦-患者関係における信頼を測定する質問紙の開発, 看護研究 28(4), 29–40.
14) オレム, E. 著, 小野寺杜紀訳（1995）オレム看護論―看護実践における基本概念 第3版, 医学書院
15) Orem, E. D. (1995) Nursing, Concepts of Practice, Fifth edition, Mosby
16) 佐藤久夫（1992）障害構造論入門, 障害者問題双書
17) Underwood, R. P. (1995) : A Nursing Protocol on Orem's Self-Care Model Application with Aftercare Clients, University of CA, SF.
18) 宇佐美しおり（1998）地域で生活をする精神分裂病者の自己決定に基づくセルフケア行動の実態, 看護研究 31(3), 25–38
19) 宇佐美しおり（1998）オレムのアセスメントとそのアセスメント, 診断プロセス, 高木永子・松木光子編：臨床に生かす看護, P. 70–85, 学習研究社
20) 鈴木啓子（1999）症状・服薬に関連する問題を患者とともに考えるための看護介入, 精神科看護 26(6), 60–64

付録 1

アセスメントツール

◆精神状態の把握◆

	なし (軽度)	少し-ある程度 (中等度)	かなり (重度)

1) 外　　見
　（退行，甘えた感じ，拒否的な感じ，ほか）

2) 行　　動
　（常同，過活動，自閉的，行動停止，ほか）

3) 気分変動
　（1日・1週間の中での気分の波，状況に
　　合わせた気分の適切さ）

4) 思考過程
　（言葉のサラダ，思考停止など）

5) 思考内容
　（幻聴，妄想，体感幻覚，自傷行為，
　　自殺念慮，行動化，抑うつ，多幸的など）

6) 言　　語
　（反復，読み書きなど）

7) 認　　識
　（見当識，記憶，集中力，注意など）

8) 洞察と判断
　（食事，排泄などのことを決められるか，
　　行動の振り返り，自己の振り返りなど）

◆セルフケアレベルの把握と査定◆

セルフケアの項目	1	2	3	4	5	コメント
1）空気・水・食物						
2）排　泄						
3）個人衛生						
4）活動と休息のバランス						
5）孤独と人とのつきあいのバランス						
6）危険の予知（自分を守る力）						

＊オレム・アンダーウッドモデルを参考
＊1は全介助，2は部分介助，3・4は支持と教育，5は自立

「アセスメント」

「長期目標」

「短期目標」

「看護計画・実施」

「評　価」

◆セルフケアに関連する情報◆

1) 年　　齢
2) 性　　別
3) ソーシャルサポート
4) 家族構成

5) 既 往 歴

6) これまでの生活パターン（食事，排泄，個人衛生，活動と休息，孤独と人とのつきあい，など）

7) 現在の精神症状

8) 病気に関すること
　　　（1）過去の入院回数と期間：

　　　（2）地域で生活していた期間：

　　　（3）過去の通院と服薬状況：

9) 成長発達状態

10) 家族の患者への期待

付録 2

退院支援クリニカルパス

図1　急性期治療病棟に，入院した精神障害者への退院支援に関するクリニカルパスの例

氏　　名（　　　　　）　　　年齢（　　）　　　病名（　　　　）
入院年月日（　　　　　　）
過去の入院期間：①　　　　②　　　　③　　　　④　　　　⑤　　　　ほか
家族構成
地域で最もセルフケアができていたいた時期：　　　年　月　から　年　月

	急性期 (2-3 週間)	安定期 (4-5 週間)	回復期 (6-8 週間)	退院期
1) GAF（現在）	点数	点数	点数	点数
2) M.S.E（現在，入院前の安定していた時の病状）：1,2,3 で評価 　3：日内変動，2：2-3日ごとの変動， 　1：1週間安定				
(1)外見	(3, 1)	(2, 1)	(1, 1)	(1, 1)
(2)行動	(3, 2)	(3, 2)	(2, 2)	(2, 2)
(3)気分	(3, 2)	(3, 2)	(2, 2)	(2, 2)
(4)思考過程	(3, 2)	(3, 2)	(2, 2)	(2, 2)
(5)思考内容	(3, 2)	(3, 2)	(2, 2)	(2, 2)
(6)衝動性	(3, 2)	(3, 2)	(2, 2)	(2, 2)
(7)認識	(3, 1)	(3, 1)	(2, 1)	(1, 1)
(8)うつの場合は SOS				
＜病状の改善目標＞				
3) Self Care（現在，入院前の安定したセルフケア）(1,2,3,4 で評価) 　1：全介助，2：部分介助，3：声かけ・ 　教育・指導，4：問題なし				
(1)食事	(2, 4)	(3, 4)	(3, 4)	(4, 4)
(2)排泄	(2, 4)	(3, 4)	(4, 4)	(4, 4)
(3)個人衛生	(2, 3)	(2, 3)	(1, 3)	(1, 3)
(4)活動と休息	(1, 3)	(1, 3)	(1, 3)	(1, 3)
(5)孤独と人とのつきあいのバランス	(2, 3)	(2, 3)	(1, 3)	(1, 3)
(6)症状管理	(2, 3)	(2, 3)	(1, 3)	(1, 3)
4) 家族の患者への病状への対処	入院前の状況についての面接を行う	(　) 病状悪化時の対処の方法について確認する (　) 患者との相互作用での困難さを確認する	(　) 外出，外泊時の困難さについて外出・外泊時に話しあう (　) 家族が困難時にどこに相談するかを確認する	(　) 家族の今後のサポートについて確認する

治療目標およびセルフケア上の目標	気分の波，思考内容が改善し，服薬，活動と休息のバランス，症状管理ができるようになる．また家族が患者の病状悪化時に服薬をすすめ，睡眠，休息を促し，家族自身も医療者への相談ができる．さらに患者が訪問看護を受け入れ，病状の再燃を防ぐことができるようになる．			
治療 1) 服薬量と服薬の有無	（　）服薬量と症状の関連の確認と服薬調整への働きかけ （　）副作用の確認と軽減 服薬量： （　）服薬の有無の確認 （　）服薬拒否の場合，臨時の頓用をすすめる	（　）服薬意思の確認 （　）服薬拒否の理由の確認 （　）服薬管理（1日管理から） （　）服薬拒否が続く場合，別の方法を検討する	（　）服薬自己管理（1週間管理）	（　）与薬方法が注射の場合，自分で外来受診できるかを確認する
2) 精神療法	（　）精神療法の受診の確認	（　）精神療法で自分の気持ちの言語化ができているかの確認	（　）精神療法前後の患者の状態の確認	（　）精神療法前後の患者の安心感や自己洞察の程度を把握していく
看護 1) 生活時間・身体感覚の認識	（　）1時間ごとに確認し，生活時間の流れ，身体感覚を強化する （　）入院前の安定した生活の過ごし方を家族に確認する	（　）午前，午後で生活の過ごし方について確認，振り返りを行う	（　）1日，1週間の過ごし方を確認，振り返る	（　）退院後の生活時間の流れや過ごし方を確認する
2) セルフケアの改善	（　）退院後に必要なセルフケアの確認を行う （　）何を改善する必要があるのかについて確認する	（　）退院後および再燃予防に必要なセルフケア，服薬管理，症状管理の方法について話しあい，確認する （　）活動と休息のバランスについて確認し，練習する	（　）退院後の生活を意識し，改善が必要なことに焦点をおいて，外出，外泊後に実施し，その成果を振り返り，確認し，必要に応じて練習する	（　）退院後のセルフケアの維持を誰が確認するのかを患者と話しあう

		( )孤独と人とのつきあいのバランスの方法について確認，練習を行う ( )自己主張訓練を実施する ( )心理教育を実施する		
3) 家族へのケア	( )家族の負担をねぎらう ( )家族の自宅での患者とのすごし方について確認する ( )家族の患者への期待，家族の希望を確認する	( )家族と定期的に合い，また家族―患者の面接に立会い，家族と患者の相互作用の方法について確認する	( )外出，外泊時の家族の対応について確認する ( )負担感を軽減，大変さをねぎらう	( )退院時に，危機時の対処について確認する
4) 地域生活支援体制の調整	( )悪化の理由を確認する ( )家族の希望もきき，退院後に活用できる資源について確認する ( )障害年金，生活保護など必要に応じて調整をはじめる	( )訪問看護，ヘルパーなど必要に応じて調整をはじめる ( )自立支援医療についての手続き等をはじめる	( )外出，外泊後に患者と家族が直接，訪問看護師，ヘルパーと実際会い，退院後の生活について確認する	( )退院後に訪問看護師，ヘルパーと，受診予定，病状悪化時に誰がいつ対応するかについて確認する
チーム間カンファレンス	( )入院後，すぐにカンファレンスを開催する ( )入院前の状況についてチーム間で確認し，治療目標・セルフケア上の目標を設定する ( )アクトの対象者なのかを確認	( )治療目標，セルフケア上の目標が妥当なのかを確認する ( )チームメンバーの進行状況を確認する	( )チーム間で情報をもちより，目標が遂行されているかどうかを確認する	( )退院後の支援体制についてチーム間で確認する ( )アクトの場合，アクトチームの確認を行う

図2　入院が3か月以上になりはじめた患者・家族への退院支援クリニカルパス

	入院3ヶ月以上
1）病状の再アセスメント（現在，過去） (1) GAF (2) MSE （図1と同様）	(　)症状がどの程度で安定するのか再度確認する (　)病状の進行に伴い，機能が低下しているのかを確認 (　)これまでの服薬量，生活の仕方は同じなのに病状が安定しない場合，家族関係を再度査定し，必要に応じて家族関係の再構築を試みる．もしくは患者自身の新しい生活時間や場所を検討しはじめる (　)転棟および別の治療施設の検討を行う
2）セルフケアの再アセスメント（現在，過去） （図1と同様）	(　)患者のセルフケアが安定しない理由について再度査定する (　)患者の機能が病状の進行に伴い，セルフケアが低下してきているのかを確認する (　)どこの場へ帰ることができるのかを確認し，必要なセルフケアについて確認する
3）家族の期待レベルの確認と患者・家族間の目標の共有	(　)家族のサポートを行うため，訪問看護の回数，家族が患者と離れる時間，患者の日中の過ごし方を確認し，必要な資源を確認する (　)家族の患者への期待レベルを確認し，高すぎる場合には，家族の希望，これまでの経過，現在の家族の状況を確認し，設定する目標について妥協できる可能性があるのかについて確認する (　)家族の患者への期待レベルが修正できない場合には，患者がどうしたいかを確認し，それに応じながら家族との目標の話しあいを患者をいれて話しあう (　)またいつまでに目標を達成するのか，時間的見通しを患者，家族とともにたてる
4）患者のセルフケアの再獲得の確認と支援	(　)退院後の生活に必要なセルフケアを患者と確認し，定期的に練習する (　)患者の病状の進行に応じてセルフケアが低下している場合，患者の帰る場を再度患者とともに確認し，最低限必要なセルフケアを決め，一緒に練習する (　)症状管理の方法，本人が気づかない場合には，誰に気づいてもらうのか，そのときの対処の方法について本人をいれて確認する (　)入院中，積極的に症状管理の方法について練習する (　)衝動性が高く，家族・近隣への迷惑行為がみられる場合には，危機介入にいくつかの選択肢があることについても伝え（往診，警察の活用など），患者の衝動のコントロールを促進する (　)退院後のストレスや刺激の調整の仕方について本人と話しあい，外泊中に練習する (　)活動と休息のバランス，孤独と人とのつきあいのバランスの方法について確認し，入院・外泊を通して練習する

	(　)患者が安心して活用できるサポート・ネットワークをさがす (　)退院後の不安の軽減のため，治療者の入る集団精神療法を実施し，不安感を軽減し，サポート・ネットワークを強化する
5）家族への支援の強化	(　)家族との面接の機会を増やし，家族の負担感をねぎらう (　)患者の外泊時に訪問し，実際の自宅での生活のあり様を確認し，家族の負担感の軽減の方法を具体的に話しあい，活用できる社会資源を再度調整する
6）地域支援体制の強化	(　)家族のサポートを行うため，訪問看護・ヘルパーの回数を増やし，同時に経済状況の確認，必要な年金などの申請を検討する (　)家族が患者と離れる時間，患者の日中のすごし方を確認し，患者自身，家族の支援がなくてもすごせる時間，場所をさがす
7）チーム会議	治療目標，セルフケア上の目標を再度設定し，役割確認し，1週間に1回，進行状況を確認する

付録 3

用 語 解 説

★印はオレムのセルフケア理論の中でも中心的な6つの概念である．
☆印はオレム・アンダーウッド理論に関連する項目である．

一部代償システム (partly compensatory systems)	患者がある程度のセルフケアニードは自分で満たすことができるが，不足しているセルフケアに関して援助を必要とするときに，看護師がセルフケアの一部を代償する援助方法をいう．この場合，患者，看護師の双方がセルフケアの責任を負うことになる．
☆オレム・アンダーウッド看護理論	オレムのセルフケア理論を精神障害者への看護ケアに適応させるために，アンダーウッドが修正，操作を加え，発展させたもの．日本に紹介されたのは1985年以降であり，現在までに精神科臨床，看護教育の場で広く用いられている．
★看護エージェンシー (nursing agency)	看護師の能力をさす．各種のセルフケア不足をもつ人々のために，看護師が看護の必要性を決定し，看護の計画を立案し，看護を実施するときに駆使する複合的な行動能力をいう．
看護過程 (nursing process)	看護師が看護実践を規則的にかつ系統的にアプローチするように意図された知的活動をいい，次のようなプロセスをたどる． ①基本的条件づけの要素，治療的セルフケアデマンド（治療に必要とされるセルフケア），セルフケアエージェンシー（セルフケアの能力）の査定をし，セルフケア欠如を見極め，セルフケアに関する看護上の問題を明確にする．②その上で，患者にとっての長期目標，短期目標を設定する．③その後，適切な看護システムを選択し，必要な援助方法を明確化し，看護計画を立案する．④看護ケアを実際に提供する．⑤実施した援助についての評価を行う．
★看護システム (nursing systems)	看護師が看護実践に従事するときに，看護師自身によってつくりだされる行動からなる力動的な行動システムをいう．看護システムは全代償システム，一部代償システム，支持・教育システムからなる．看護システムの選択は誰がセルフケア行動を行えるのか，行うべきなのかという視点から決められ，患者のセルフケアのニードの充足

	に関して，患者の側と看護師の側の責任性を明らかにするものである．
看護システム理論 (theory of nursing systems)	患者がセルフケア上の援助を必要とする状況において，患者と看護師の相互関係の中でどのような援助方法が選択されるかについて説明したもの．
看護の方法 (methods of assisting)	看護の方法には，①他者に代わって行動する，②他者を指導する，③身体的支持の提供，④心理的支持の提供，⑤発達を支持する環境の提供，⑥教育がある．適切な看護システムが選択された後に，①～⑥の中から適切な援助方法が選択される．
看護の目標	人々が自分達の治療的セルフケアデマンドを満たすのを助けること．
患者 (patient)	健康問題のために，セルフケア上のニードを認識したり，セルフケアの遂行が難しくなった人．
患者-看護師関係	セルフケアの援助の基盤となる関係をいう．関係には社会的関係，相互作用的関係，技術的関係の3局面からなる．看護師は患者との社会的関係のもとで，初めて看護サービスを提供することができ，社会的関係の範囲内で，1対1の相互作用的関係を成立させ，看護技術を用いて援助を提供することができる．
技術的関係 （患者-看護師関係）	看護師が提供する具体的な看護ケアの内容のことをいう．看護師は専門職としての知識や技術を通してケアを提供する．技術的関係は看護過程の展開によりつくられていく．
☆機能障害 （インペアメント） (impairment)	心理・生理・解剖学的な構造・機能の損失あるいは異常をいう．例えば，精神分裂病では幻覚，妄想，うつなどの症状があることをいう．
基本的条件づけの要因 (basic conditioning factors)	セルフケア行動に影響を与える個人の特徴や生活状況を反映する以下の8つの要因をいう． 　①年齢，②性別，③健康状態，④発達状態，⑤社会文化的志向性，⑥ヘルスケアシステムの変数，⑦家族システム，⑧生活パターン
クリニカルパス (clinical path)	患者に対し，入院指導，検査，治療，看護，退院指導などを表としてまとめたもの．患者，家族，看護者，医療者が診察に関する情報を共有するためにつくられる．

健康逸脱に関するセルフケア要件 (health deviation self-care requisities)	病気や損傷のために健康が障害されている人や，医学的診断や治療を受けている人がもつ基本的な必要条件をいう．
☆自我機能 (ego function)	アンダーウッドが精神障害者理解のために，精神力動理論の中でも注目したのが自我機能である．自我機能とは幼小児期の重要他者との関係の中で育つ自己の調整機能のことであり，無意識の衝動のつきあげとそれによる不安，葛藤をより現実に即した，適応的な方法により対処する能力をさす．現実吟味能力，欲求不満への耐性，適切な自我防衛，統合性と安定性，柔軟性，自我同一性の確立は自我機能の健全さを規定する要因である．
☆自己決定能力	充足すべきセルフケア要素と充足するための手段を知り，どのセルフケアを遂行していくかについて，内省，判断，意思決定する能力．
支持・教育システム (supportive-educating systems)	患者がセルフケアニードをすべて自分で満たすことができるときに，看護師が患者の決定や行動を支持したり，指導したり，教育する援助方法をいう．この場合，セルフケアの責任は患者にある．
社会的関係 (患者−看護師関係)	社会的契約のうえで成立している看護師と患者との関係．看護師の果たす役割は社会制度や法律により規定されており，患者はそれを前提に，看護師に自分のケアを委ねる．
☆社会的不利 (ハンディキャップ) (handicap)	機能障害，能力障害により生じる社会生活を送る際の不利をいう．例えば，統合失調症では病気であるために社会的な偏見をもたれ，地域社会において住まいや仕事を得ることができないという状況をいう．
信頼関係	患者−看護師間の関係性への安心感を示す．一貫性，尊重，知識・技術への確信，安心感および見通しという5つの概念からなりたつ．
☆ストレス脆弱性モデル (stress-vulnerability-model)	アンダーウッドが精神障害者理解のために用いたモデル仮説である．ツービン（Zubin, J.）やブラウン（Brown, G.）らにより提唱された精神症状発現のメカニズムを説明する仮説であり，生物学的に脆弱な個体が負荷となる出来事やストレッサーにさらされるときに，精神症状が発現するというものである．

精神状態の査定 (mental states exam.)	精神機能を評価することである．精神状態の行動的側面（一般的な態度，感情，思考の流れ）と，認知的側面（思考内容，認識，意識，洞察と判断）の二側面から評価する．
☆**精神力動理論** (psychodynamics theory)	アンダーウッドが精神障害者理解のために，基本的条件づけの要因以外に用いた理論である．精神力動理論はフロイトの提唱した精神分析理論の概念による．これは，①人格は超自我，自我，エスの三層構造からなり，②精神現象は意識，前意識，無意識のレベルからみることができ，また幼児期の重要他者との関係が影響を与え，③人間の行動はこうした精神内界における衝動の突き上げとそれへの対処との力動的抗争の妥協の結果である，などの概念である．
***セルフケア** (self-care)	個人が自分の生命，健康，安寧を維持するために行う意図的行為．
☆**セルフケア**	個人の健康，安寧を維持するための自己決定を前提とした意図的な行動をいう．アンダーウッドは精神障害者のセルフケアを遂行するための能力の中で，自己決定能力が最も重要であると述べている．
***セルフケア・エージェンシー** (self-care agency)	自分自身のケアのために行動を起こす能力．
***セルフケア欠如** (self-care deficit)	セルフケアの不足が生じたために看護が必要となること．
☆**セルフケア行動**	自己決定能力を用いて精神障害者がセルフケア要件を満たすために決定した行動を遂行すること．
セルフケア能力の構成要素 (power components of self-care)	セルフケアの遂行には，以下の複合的で後天的な性質を持つ能力が影響する． ①自己に関心を向ける能力，②身体的エネルギーを調整して使用する能力，③体調を調整する能力，④推論する能力，⑤動機づけ，⑥セルフケアの決定と実行する能力，⑦知識の獲得，記憶，使用する能力，⑧認知・知覚・主義・コミュニケーション技能，⑨セルフケアを自分の生活や地域の中で統合する能力．
セルフケアの過程 (self-care process)	自分の欲求に照らしあわせながら，セルフケアの遂行のためには何が必要かを考え，必要なことを遂行するために調べたり，知識の獲得，推論などによりどのような行動を選択するか決定し，選択した

行動を実行し，それを振り返るという一連の過程をいう．

セルフケア要件
(self-care requisities)

セルフケアを行うための基本的な必要条件のこと．

全代償システム
(wholly compensatory systems)

援助を必要とする患者が，いかなるセルフケア行動もとることができないか，もしくはすべきではない状況のときに，看護師がその人に代わってセルフケアを行う援助方法をいう．この場合，看護師は患者のセルフケアに対して全責任を負う．

相互作用的関係
(患者-看護師関係)

ケアを提供するうえでの看護師と患者との1対1の関係をいう．看護師がケアを提供するのは看護師と患者との相互作用的関係を通してである．

☆調整

セルフケア行動を遂行する際の自己と環境へのはたらきかけのこと．

＊治療的セルフケア・デマンド
(therapeutic self-care demand)

セルフケア要件を満たすために必要なすべてのセルフケア行動をさす．妥当で適切な手段を用いて，普遍的，発達的，健康逸脱の各セルフケア要件を満たすための個人の行動要求をいう．

☆能力障害
（ディサビリティ）
(disability)

機能障害により生じる日常生活上の活動能力の減少，欠如をいう．例えば，統合失調症では妄想や幻聴のために，仕事への適応能力や対人関係能力が低下することをいう．

普遍的セルフケア要件
(universal self-care requisities)

人間が生きていくための生命過程を支える基本的な必要条件をいう．オレムは以下の8項目をあげている．
　①十分な空気，②十分な水，③十分な食物の摂取，④排泄過程と排泄物に関するケアの提供，⑤活動と休息のバランスの維持，⑥孤独と社会的相互作用のバランスの維持，⑦人間の生命，機能，安寧に対する危険の予防，⑧人物の潜在能力，既知の能力制限，および正常でありたいという欲求に応じた社会集団の中での人間の機能と発達の促進．

発達的セルフケア要件
(developmental self-care requisities)

人間の発達に関する基本的な必要条件をいい，発達過程をさらによりよい状態に維持し促進する条件と，発達過程を阻害する状態に対してケアする条件の2つがある．

索 引

ア 行

アセスメント　3, 35, 42, 60, 61, 75, 84, 89, 95, 105, 115, 122, 132
アセスメントツール　131
安心感　31, 105
アンダーウッド　49

移行的操作　51
一部代償システム　26, 60, 74, 83, 88, 94, 104, 114, 121, 139
一貫性　31
意図的な行為の過程　16
意欲の低下　102, 105
医療保護入院　101, 102
インペアメント　52, 140
impairment　52, 140

うつ　101, 102
うつの回復　110
運動不足　118

援護寮　123, 128
援助
　急性期治療病棟　65
　時期　65
援助形態　21, 23, 25, 60, 74, 83, 88, 94, 104, 114, 121
援助方法　21, 22, 24
ALS　86
ego function　141

オレム・アンダーウッド看護理論　139
オレム・アンダーウッドモデル　49, 51, 100
オレム看護理論　8
オレム看護論
　看護過程の展開　38
　修正　49

カ 行

外見　59, 131, 134
回復期　52, 62
臥床傾向　102
過食　118
家族への援助　66
活動と休息のバランス　60, 74, 83,
　88, 94, 104, 114, 121, 132
家族教育　116
家庭内暴力　118
がん　81, 101
看護
　方法　140
　目標　140
看護エージェンシー　139
看護過程　2, 34, 139
　展開　34, 70, 100
看護計画　36, 42, 76, 84, 90, 96, 106, 116, 125, 132
看護システム　21, 25, 139
　社会的・対人関係的・技術的要素　25
　タイプ　23
看護システム理論　8, 21, 140
看護面接　125
患者　140
　セルフケアへの援助　66
患者-看護師関係　21, 28, 140, 141, 143
関節痛　91
関節リウマチ　91

危機　105
危険の予知　60, 74, 83, 88, 94, 104, 114, 121, 132
技術的関係　28, 140
機能障害　52, 140
キーパーソン　105
気分　59, 134
気分転換　107
気分変動　115, 131
基本的看護システム　27
基本的条件づけの要因　50, 51, 140
急性期　52, 61
教育入院　75
境界型人格障害　111
強迫観念　115
強迫行動　115
強迫症状　112, 115, 116
起立性低血圧　109
記録用紙　60

空気　60, 74, 83, 88, 94, 104, 114, 121, 132
クリニカルパス　67
グループホーム　123
ケアシステム　63
計画　4

言語　59, 131
倦怠感　91, 109
幻聴　118

抗うつ薬　102, 105, 109, 112
抗精神病薬　118, 126
肯定的なフィードバック　106, 126
行動　59, 134
行動化　112, 113, 115, 116, 117
行動の選択・決定　51
合理化　75
個人衛生　60, 74, 83, 88, 94, 104, 114, 121, 132, 134
孤独と人とのつきあいのバランス　60, 74, 83, 88, 94, 104, 114, 121, 132, 134
コミュニケーションスキル　123, 125, 126

サ 行

在宅酸素療法　86
psychodynamics theory　142
supportive-educating systems　141
自我機能　50, 141
自我の成長　50
思考過程　59, 131, 134
思考内容　59, 131, 134
自己決定能力　49, 51, 141
支持・教育　26
支持・教育システム　26, 60, 74, 83, 88, 94, 104, 114, 121
自信　105
実施　4, 36, 61, 76, 85, 90, 96, 106, 116, 125, 132
指導　22, 24
自分を守る能力　74, 83, 88, 94, 104, 114, 121, 132
社会生活技能訓練　123
社会的関係　28, 141
社会的不利　52, 141
焦燥感　102, 105
状態悪化の徴候　89
情報の収集　3, 35, 40, 57, 71, 81, 86, 91, 101, 111, 118
食物　60, 74, 83, 88, 94, 104, 114, 121, 132
食欲不振　101, 102, 105
心気的訴え　105
身体的支持　22, 24

信頼関係　75, 141
信頼の構成要素　31
心理教育　117
心理的支持　23, 24

ストレス脆弱性モデル　52, 141
stress-vulnerability-model　141
SST　123, 125, 126, 128

生産的操作　51
精神科看護
　　オレム看護論の修正　48
精神状態　101
精神状態の査定　53, 57, 59, 102, 112, 119, 142
精神状態の把握　131
精神病　51
精神力動　55
精神力動理論　50, 142
セルフエスティーム　105
セルフエスティームの低下　105
セルフケア　8, 142
　関連する情報　133
　健康が逸脱したとき　14
セルフケア・エージェンシー　17, 25, 142
セルフケアの過程　51, 142
セルフケア欠如　142
セルフケア行動　49, 51, 142
セルフケア能力　16
　構成要素　16, 142
セルフケア不足の理論　8, 19
セルフケアへの援助　49, 66
セルフケアへの目標　50, 51
セルフケア要件　24, 143
　健康逸脱に関する　141
セルフケア要素　49
セルフケア理論　8
セルフケアレベル　132
セルフヘルプグループ　98
全介助　25
全代償システム　25, 60, 74, 83, 88, 94, 104, 114, 121, 143
self-care　134, 142
self-care agency　142
self-care deficit　142
self-care process　142
self-care requisities　143
theory of nursing systems　140
therapeutic self-care demand　143

相互作用的関係　28, 143
ソーシャルサポート　58, 72, 82, 86, 92, 102, 113, 120, 124
ソーシャルスキルの不足　122
尊重　31

タ　行

退院支援　67
立ちくらみ　109
脱力感　91
単純性肥満　40

知識・技術への確信　31
チーム
　医療者，患者，家族　66
超自我　50
調整　143
治療的セルフケア・デマンド　24, 143

ディサビリティ　52, 143
データ収集　37
disability　52, 143
統合失調症　118
糖尿病　71
洞察　59, 131

ナ　行

nursing agency　139
nursing process　139
nursing systems　139

日常生活上の援助　49
任意入院　102, 111
認識　59, 131, 134

能力障害　52, 139, 143

ハ　行

排泄　60, 74, 83, 88, 94, 104, 114, 121, 131, 132, 134
発達的セルフケア　14
発達的セルフケア要件　143
発達を支持する環境　23, 24
判断　59, 131
ハンディキャップ　52, 53, 141
handicap　52, 141
partly compensatory systems　139

patient　140

引きこもり　118
否認　75
肥満　118
評価　5, 37, 61, 78, 85, 90, 97, 108, 117, 126, 132
評価的操作　51
疲労感　91

不安　75, 92, 93, 102, 105, 112
部分介助　26
普遍的セルフケア領域　12, 49, 51
普遍的セルフケア要件　13, 60, 74, 83, 88, 94, 104, 114, 121, 143
不眠　102, 118
振り返り　116

basic conditioning factors　140
health deviation self-care
　requisities　141
wholly compensatory systems　143

マ　行

慢性期　52, 62

水　60, 74, 83, 88, 94, 104, 114, 121, 132
見捨てられた感情　112, 115
見通し　31

無力感　89

mental states examination　53, 142
mental health assessment　54

妄想　118
問題解決的アプローチ　2
問題の明確化　2, 35, 42, 60, 61, 75, 84, 89, 95, 105, 115, 122

ラ　行

リフレイミング　128
リフレクティング　128
リラクセーション　108, 109
リラックス　105, 107, 109, 110

ロールプレイ　117

<著者略歴>

宇佐美しおり　Shiori Usami

熊本大学教育学部特別教科（看護）教員養成課程卒業，聖路加看護大学大学院博士課程修了（看護学博士）．平成10年に精神看護CNSの認定をうける．長谷川病院CNS，兵庫県立看護大学講師を経て，現在，熊本大学大学院生命科学研究部精神看護学教授，菊陽病院・熊本大学医学部付属病院にて精神看護専門看護師．
著書：「心をいやす基本的セルフケア看護」（1996），「セルフケア看護アプローチ」（1996），「精神障害者のクリニカルケア」（1998），「精神看護の理論と実践」（2010）．

鈴木啓子　Keiko Suzuki

名古屋大学教育学部卒業，千葉大学大学院博士後期課程修了（看護学博士）．長谷川病院看護師，同看護師長，千葉大学看護学部，静岡県立大学看護学部を経て，現在，名桜大学人間健康学部看護学科教授．
著書：共著「観察のキーポイントシリーズ精神科Ⅰ」（2005），編著「暴力事故防止ケア―患者・看護者の安全を守るために」（2005），共著「精神看護学Ⅱ」（2006）．

Patricia Underwood

カリフォルニア大学サンフランシスコ校修了（看護学博士）．精神科看護において管理者，CNSとして長年働きながらカリフォルニア大学サンフランシスコ校大学院にて臨床教授としてCNSの育成にあたる．またカリフォルニア州知事の精神保健政策顧問として関わってきた体験もあり，1994年から兵庫県立看護大学看護教育・管理学の教授として勤務，現在はアメリカ合衆国在住．日本においてオレム・アンダーウッドモデルとして親しまれてきた．また多くの精神病院，総合病院のプログラムの開発やコンサルテーションに関わってきた．主な著書に，「セルフケア概念と看護実践」ほかコンサルテーション，日本におけるCNS，PTSRに関する著書多数．

オレムのセルフケアモデル
事例を用いた看護過程の展開
［第2版］

著者	宇佐美しおり 鈴木　啓子 Patricia Underwood	平成12年6月15日	初版発行
		平成15年3月20日	第2版ⓒ 1刷発行
発行者	廣川恒男 東京都千代田区九段北1丁目12番14号	平成29年3月30日	第2版 10刷発行
組版	株式会社広英社		
印刷	図書印刷株式会社		
製本			

発行所　**ヌーヴェルヒロカワ**

〒102-0083　東京都千代田区麹町3丁目6番5号
電話 03(3237)0221　FAX 03(3237)0223
ホームページ　http://www.nouvelle-h.co.jp

NOUVELLE HIROKAWA
3-6-5, Kojimachi, Chiyoda-ku, Tokyo
ISBN978-4-902085-57-0

精神科看護の理論と実践
―卓越した実践をめざして―

南　裕子　監修
宇佐美 しおり　編集

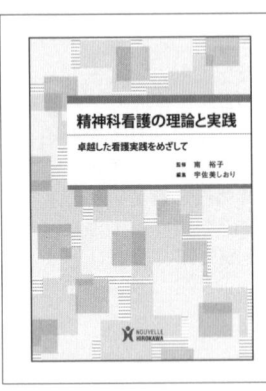

- B5判
- 240頁
- 定価3,675円
  （本体3,500円＋税）

ISBN978-4-86174-034-3
（2010）

精神看護を学ぶ上で必要な理論と実践を解説．精神看護専門看護師の活動を詳しく紹介しています．

★精神看護学について，概論から精神看護専門看護師の活動の実際まで，多くの事例をあげ，幅広く解説しています．

● 4章では，精神状態の査定，症状に加え，精神療法，集団療法，認知行動療法，生活技能訓練について具体的に詳しく解説しています．

● 8章の事例では，精神看護専門看護師が，患者・家族・医療スタッフとどのようにかかわるのか，さまざまな状況を設定し具体的に示しています．

● 9章は，これから専門看護師をめざす人に向けて，精神看護専門看護師の現状，今後期待される役割などを紹介しています．

主要目次

Part. 1　精神看護学概論
第1章　精神看護学の歴史と理念
第2章　精神看護専門看護師およびリエゾン精神看護学の歴史

Part. 2　精神看護学で用いられる理論と技法
第3章　精神看護に関する看護理論
第4章　疾患・治療に関する理論および概念枠組み

Part. 3　診断・状態に応じた看護ケア
第5章　診断名に応じた看護ケア
　セルフケア支援／統合失調症患者／気分障害患者／不安障害患者／パーソナリティ障害患者／薬物依存症患者／合併症をもつ患者／せん妄

Part. 4　精神看護専門看護師の活動
第6章　臨床能力とケア倫理
第7章　役割と機能
　精神看護専門看護師の役割と機能／直接ケア／コンサルテーション／調整／教育／研究
第8章　事例にみる精神看護専門看護師の看護ケア
　1　薬物治療の効果がみられない患者へのかかわり
　2　行動化を頻繁にくり返す患者へのかかわり
　3　信頼関係の展開が困難な患者・治療チームへのかかわり
　4　合併症をもち精神状態の把握がしづらくなった患者へのケア
　5　再発・再入院をくり返す患者への看護ケア
　6　患者・家族の協力が得られにくい患者への支援

Part. 5　精神看護専門看護師の現状と課題
第9章　精神看護専門看護師の現状と課題
　1　専門看護師制度
　2　スーパービジョン
　3　精神看護専門看護師の評価と今後の役割

付録：用語解説

ヌーヴェル ヒロカワ

ホームページ　http:// www.nouvelle-h.co.jp
東京都千代田区九段北1-12-14　〒102-0073
TEL03-3237-0221（代）　FAX03-3237-0223